饮食疗法治未病系列

JIANDAN YIXUE ZHIBING YAOJIU

简单易学治病药酒

编著
张俊莉

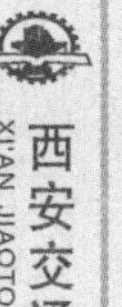

西安交通大学出版社
XI'AN JIAOTONG UNIVERSITY PRESS

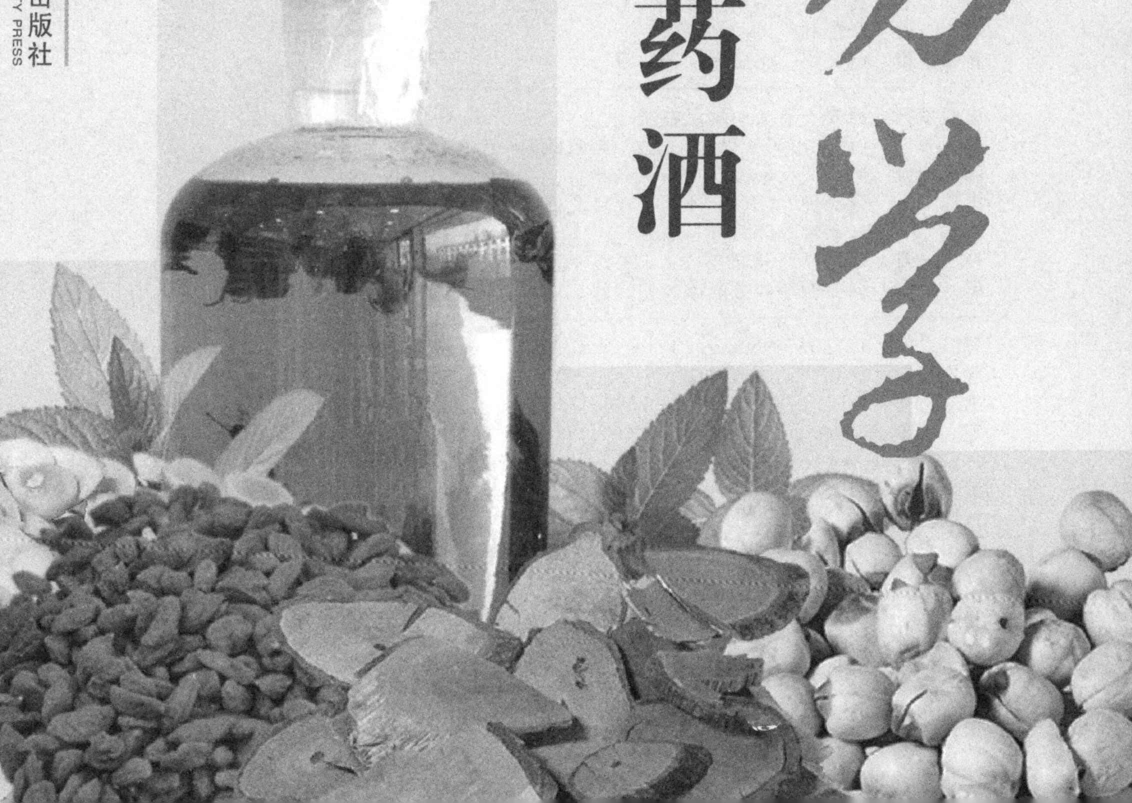

图书在版编目(CIP)数据

简单易学治病药酒/张俊莉编著.—西安:西安交通大学出版社,2015.6
(饮食疗法治未病)
ISBN 978-7-5605-7595-7

Ⅰ.①简… Ⅱ.①张… Ⅲ.①药酒-配方
Ⅳ.①R289.5

中国版本图书馆 CIP 数据核字(2015)第 154475 号

书　　名　简单易学治病药酒
编　　著　张俊利
责任编辑　赵文娟　秦金霞　郭泉泉

出版发行　西安交通大学出版社
　　　　　(西安市兴庆南路 10 号　邮政编码 710049)
网　　址　http://www.xjtupress.com
电　　话　(029)82668357　82667874(发行中心)
　　　　　(029)82668315(总编办)
传　　真　(029)82668280
印　　刷　西安明瑞印务有限公司

开　　本　727mm×960mm　1/16　印张 11.75　字数 141 千字
版次印次　2016 年 5 月第 1 版　2016 年 5 月第 1 次印刷
书　　号　ISBN 978-7-5605-7595-7/R·929
定　　价　26.80 元

读者购书、书店添货、如发现印装质量问题,请与本社发行中心联系、调换。
订购热线:(029)82665248　(029)82665249
投稿热线:(029)82668805　(029)82667663
读者信箱:xjtumpress@163.com

前言 Preface

酒在古代被称为“百药之长”。人们不但把酒当作饮料也当作药物。由于酒的特殊作用，数千年来其不仅引得无数文人墨客吟诗作赋，而且以其为主已形成了一种独特的保健方法——酒疗。随着酒的应用范围的扩大，随之诞生的药酒更是奇妙无比，被称为祖国医学中的一朵奇葩。古往今来，不少养生医家更是借酒之功配以良药，使得久疾之人得以康复。

之所以如此，是因为药酒是药物和食物有机结合的产物，既可作为药物，又可作为食物，有祛病强身、延年益寿的功效，在临床医疗、保健方面得到广泛应用，在民间更有其广泛的使用基础。中医师说药酒能“通血脉，厚肠胃，散湿气，消忧解怒”，缘由在于酒是极好的有机溶媒，可以浸出药物在水中不能浸出的有效成分，从而起到了防病治病的作用。

本书是“饮食疗法治未病”系列之一，作者在探究酒文化的基础上，粗略地介绍了源远流长的酒文化，各种酒类的营养成分、饮用之法，使读者在受到酒文化熏陶的同时，还能享受到健康生活的乐趣。闲情一刻，把酒展卷，细细品味，余味绕梁，笔者愿与诸君一起共享健康饮酒的乐趣。

本书还精心介绍了药酒的种类、制作方法，收录了常见疾病数百种药酒配方，详细介绍了制作方法、适用人群、功效、用法等。本书所选药酒处方，具有取材便利、制作简易、安全有效、经济实用等特点，只要对症选方、灵活运用，就能取得较好的养生效果，尤其适合于日常保健、常见病、慢性病的家庭调理及治疗。本书适用范围广泛，极具预防、保健价值，故可供广大患者、医学工作者参考使用。

编者

2015 年 4 月 8 日于西安

目录 contents

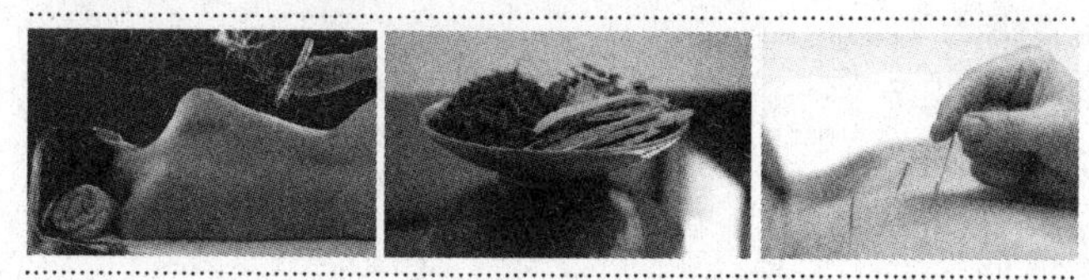

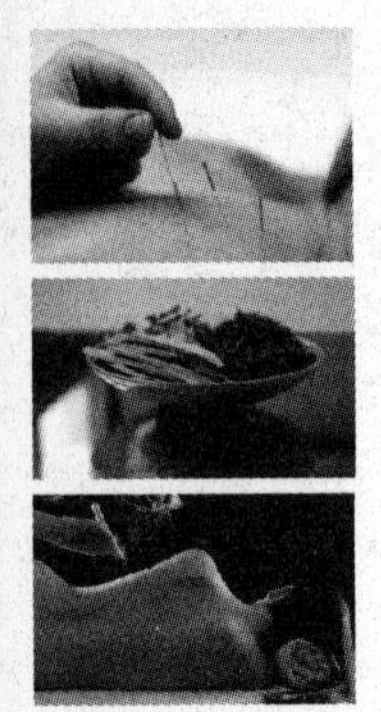

第一章

喝酒喝出健康来

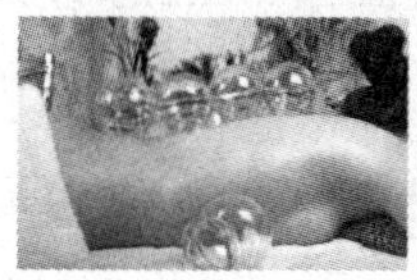
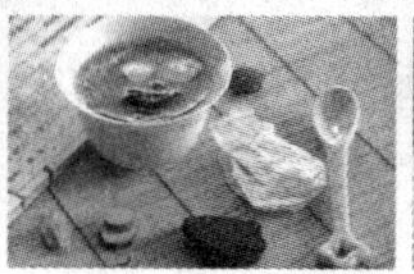
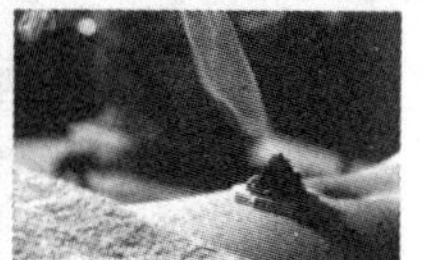

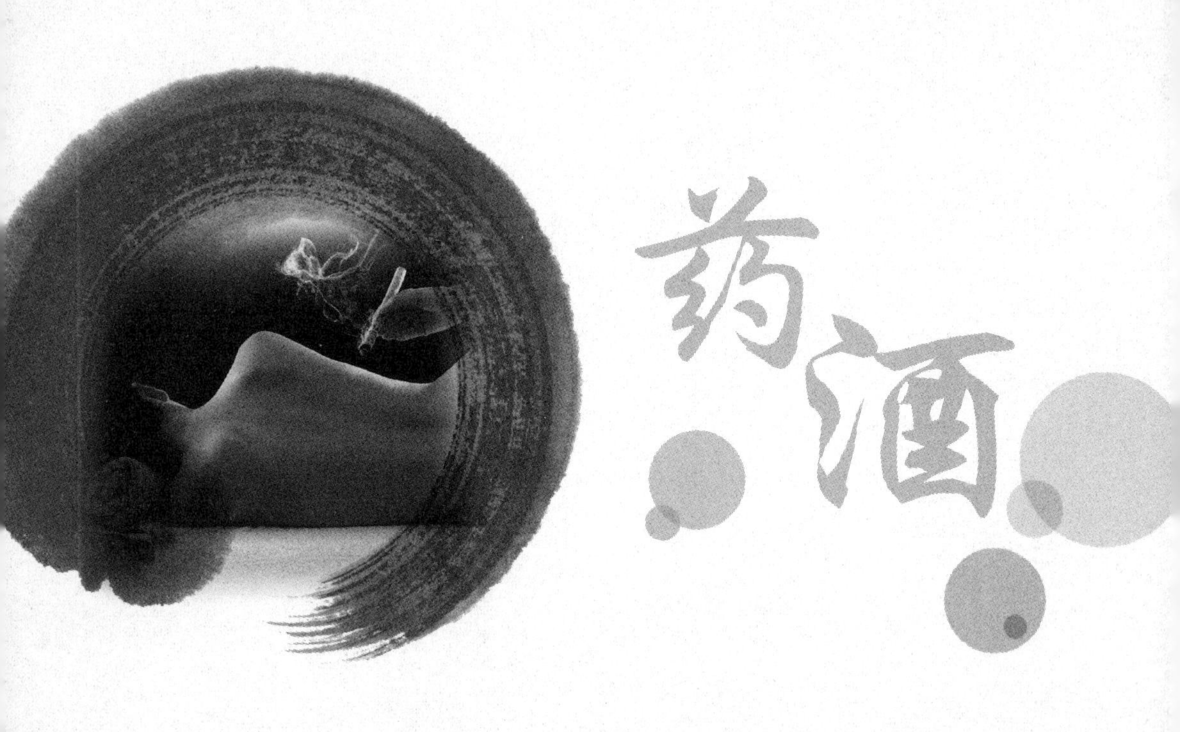

酒为何是古今人的最爱

酒是白酒、黄酒、啤酒、葡萄酒等的总称，是由高粱、大麦、大米、葡萄或其他水果发酵制成的含乙醇的饮料。酒气芬芳，酒味醇美，适量饮用后给人以朦胧感、欣快感和兴奋感，并能促进血液循环，因此，人们若遇心情郁闷、愁结难解之际，往往借酒消愁（朦胧感）；若逢喜庆良辰，开怀畅饮，由于酒可以使人具有欣快兴奋感，所以往往能增添节日气氛，如果天寒地冻，风雪夜归时，自酌半盏，顿觉周身畅暖。大概由于以上原因，酒成为全世界范围内人们所喜爱的饮料之一，酒也成为许多文人墨客饮酒吟诵、借酒明志的工具，譬如“葡萄美酒夜光杯”，“莫使金樽空对月”，“斗酒诗百篇”，“借酒消愁愁更愁”，“对酒当歌，人生几何”，“酒逢知己千杯少”，“酒不醉人人自醉”，“醉翁之意不在酒”，“今朝有酒今朝醉”之类种种。由此可以说能像酒一样千百年来为人喜爱的东西还真是少之又少。

少量饮酒有益于健康

李时珍在《本草纲目》中曾引用了一个故事：有三个人冒雾晨行，出发前，一人饮酒，一人进食，一人空腹，由于旅途劳顿和感受寒邪侵袭，结果到了目的地，空腹者死，进食者病，饮酒者健。酒真的有这么神奇吗？

现代医学的研究表明：酒中的酒精（乙醇）能被人体内的乙醇脱氢酶氧化成乙醛，然后氧化为乙酸，这种氧化过程可以促进血液循环，使血流加快，脉搏加速，呼吸加快。因此，适量饮酒可以增加细胞活力，解除疲劳，增加体温，还能促进胃肠分泌，帮助消化。近年来，国内外一些研究认为，少量饮酒对身体是有益的。

（1）少量饮酒能提高智商　研究发现，男性每日饮少于50毫升葡萄酒，平均智商比不饮酒的男性高3.3％，女性饮酒者智商比禁酒者高2.5％。

（2）少量饮酒可减少患心脏病的几率　研究发现，每天饮一杯酒，可以降低40岁以上的男人和停经后的女人患心脏病的几率，适当饮酒可保护心脏，可避免20％～30％的冠心病发作。酒精可长期控制总胆固醇水平，提高高密度脂蛋白的水平，具有减少血小板血栓形成效应，不论葡萄酒还是烈性酒或啤酒中的酒精，均可降低冠心病发作的死亡率。

（3）少量饮酒能降低痴呆症的患病概率　有资料说，科研人员对近6000名年龄在55岁以上（含55岁）的、没有任何痴呆症迹象的老年人进行了为期6年的跟踪调查发现，那些每天喝1～3杯酒的人比那些不

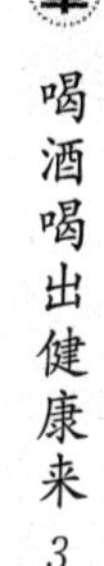

饮酒的人患上痴呆症的概率要低42%。

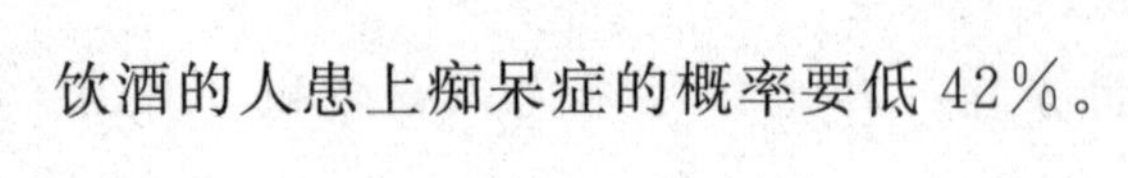

科学饮酒最忌过量

饮酒与健康的关系，在中医的古籍中早就有记载，我国元代的《饮膳正要》中说：酒必须少饮为佳，若以酒为浆，则必然“伤神损寿”。明朝李时珍《本草纲目》云：“酒，大热，有毒”，“少饮有通脉之功，久饮有伤神损寿之弊”。饮酒过量，轻则有颜面潮红、精神失常、语无伦次、步态不稳等表现，有少数人甚至丧失理智，打人毁物；重则发生昏厥或昏迷。有酒癖者，长期饮酒可能会慢性中毒，也有可能出现消化不良、营养缺乏、智力减退、手指震颤、多发性神经炎等症状，严重者还会造成肝硬化等病变。若饮至中毒剂量，可能使脑干各中枢受到抑制，如不及时抢救，可导致急性中毒死亡。事实是不是这样呢？

大诗人李白，有“酒仙”的美称；还是这位酒仙李白，因酒醉后水中捞月，葬身湖底。大诗人白居易嗜酒贪杯，时常一醉方休，结果40岁就“酒病沉四肢”，诗作也日渐减少。大作家曹雪芹，嗜酒早逝，终年48岁，死后他夫人在挽诗上题道：“不怨糟糠怨杜康。”因此，千百年来，有无数的养生学家告诫人们不要过量饮酒。一项新的现代饮酒统计资料也表明，在我国每年有114100人死于酒精中毒，占总死亡率的1.3%，致残2737000人，占总致残率的3.0%。但不可忽视的是近年来饮酒人数一直呈上升趋势，目前我国男女饮酒率分别为84.1%和29.3%，其中16.1%的男性和2.5%的女性为每日饮酒。1982年我国酒依赖的发病率仅为0.16‰，到了1990年已上升了3倍多，且酗酒者出现低龄化现象，女性的比例不断增加。世界卫生组织一组数据显示，由酒精引起的死亡率和发病率，是麻疹和疟疾的总和，而且也高于吸烟引起的死亡率和发病率。这些数据充分说明，酒有益于人体健康，但科学饮酒最忌过量。

常人该如何科学饮酒

(1)饮量适度　这一点是至关重要的。古今关于饮酒利害之所以有较多的争议,问题的关键即在于饮量的多少。少饮有益,多饮有害。宋代邵雍诗曰:“人不善饮酒,唯喜饮之多;人或善饮酒,难喜饮之和。饮多成酩酊,酩酊身遂疴;饮和成醺酣,醺酣颜遂酡。”这里的“和”即是适度。无太过,亦无不及。太过伤损身体,不及等于无饮,起不到养生作用。

(2)饮酒时间　一般认为,酒不可夜饮。《本草纲目》有载:人知戒早饮,而不知夜饮更甚。既醉且饱,睡而就枕,热拥伤心伤目。夜气收敛,酒以发之,乱其清明,劳其脾胃,停湿生疮,动火助欲,因而致病者多矣。由此可见,之所以戒夜饮,主要因为夜气收敛,一方面所饮之酒不能发散,热壅于里,有伤心伤目之弊;另一方面酒本为发散走窜之物,又扰乱夜间人气的收敛和平静,伤人之和。此外,在关于饮酒的节令问题上,也存在不同看法。一些人从季节温度高低而论,认为冬季严寒,宜于饮酒,以温阳散寒。

(3)饮酒温度　在这个问题上,一些人主张冷饮,而也有一些人主张温饮。主张冷饮的人认为,酒性本热,如果热饮,其热更甚,易于损胃。如果冷饮,则以冷制热,无过热之害。元代医学家朱震亨说酒“理直冷饮,有三益焉。过于肺入于胃,然后微温,肺先得温中之寒,可以补气;次得寒中之温,可以养胃。冷酒行迟,传化以渐,人不得恣饮也”。但清人徐文弼则提倡温饮,他说酒“最宜温服”,“热饮伤肺”,“冷饮伤脾”。比较折中的观点是酒虽可温饮,但不要热饮。至于冷饮、温饮何者适宜,这可随个体情况的不同而有所区别对待。

(4)辨证选酒　根据中医理论,饮酒养生较适宜于中老年人、气血

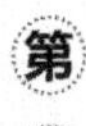
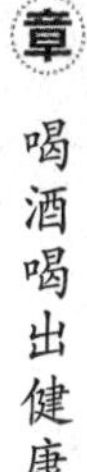

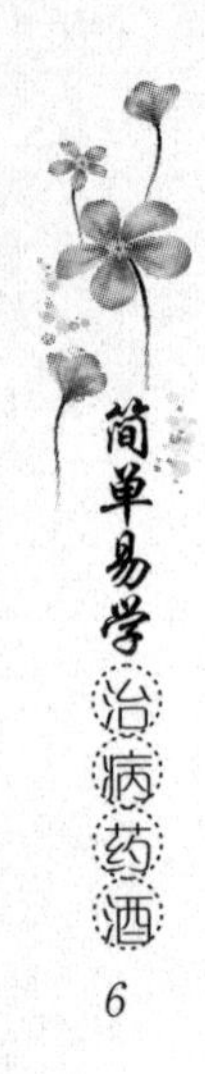

运行迟缓者、阳气不振者以及体内有寒气、有痹阻、有瘀滞者。这是就单纯的酒而言，不是指药酒。药酒随所用药物的不同而具有不同的性能，用补者有补血、滋阴、温阳、益气的不同，用于治疗者有化痰、燥湿、理气、行血、消积等的区别，因而不可一概用之。体虚者用补酒，血脉不通者则用行气活血通络的药酒；有寒者用酒宜温，而有热者用酒宜清。所以有意行酒养生者最好在医生的指导下作选择。

生活中喝酒应防误区

（1）酒并非愈陈愈好　酒经过较长时间的储存之后，会变得香醇滋润，美味可口。因为在储存过程中，醇类物质与有机酸发生化学反应，产生酯类物质，这两种物质都具有各自的特殊香气，从而使酒气香醇沁人。但也并非人们通常所认为的酒愈陈愈好。一般优质酒以储存 4～5 年为最佳，如果继续储存，到了一定程度就会造成酒精度下降，酒味变淡、香气消失，乃至发生质的变化。所以，将酒无限期地存放是不妥的。

（2）茶水解酒不可取　酒精对心脏有较强的刺激性，浓茶亦具有兴奋心脏的作用，两者合在一起会大大加重心脏的负荷，能引起心律失常或心功能不全，因此心脏有疾患者切忌用浓茶解酒。另一方面，酒精被吸收后，最后被肾脏排出，此过程进行缓慢，一般需 4～6 小时。而茶中的茶碱可促使尚未氧化的乙醛过早进入肾脏。乙醛对肾脏有损害作用，经常如此，危害性更大。因此，酒后切勿喝茶。

（3）饮酒忌成癖　适量饮酒是人生的一种乐趣，但嗜酒成癖则是由于长期或大量饮酒所致的一种精神障碍。一次大量饮酒可引起精神紊乱、失去控制力等，在临床上称之为急性酒精中毒。而慢性酒精中毒则是由于长期饮酒引起的一种中枢神经系统的严重中毒，表现出人格改变和智能衰退逐渐加重、自私孤僻、不修边幅、对人漠不关心、精神不稳、记忆力减退、性功能下降、震颤等征象。科学实验证明：当人体中的酒精浓度达到 0.03%～0.05%时即可表现出欣快和动作增多；达到 0.06%～0.1%时兴奋加重，称之为轻度醉酒；达到 0.2%时为中度醉酒，表现出步行困难，言语含糊；达到 0.3%～0.5%时可出现共济失调、知觉障碍、昏迷或死亡。酒精中毒者容易继发肝性脑病和烟酸缺乏性脑病等。酒精中毒的发生不仅会严重损害个人健康，而且会困扰人的精神活动。酗酒可以使体内淋巴细胞减少，直接抑制自然杀伤细胞的活力，并通过干扰巨噬细胞的吞噬能力而减弱网状内皮系统的功能，从而使机体出现免疫障碍，显著增加感染性疾病的发病机会。

过量饮酒对人造成的伤害

（1）过量饮酒易伤肝　饮酒过量，最受伤害的莫过于肝脏。酒最核心的化学物质是酒精即乙醇，常说的醉酒，实际是酒精中毒。因为酒精进入体内后 90%以上是通过肝脏代谢的，其代谢产物及它所引起的肝细胞代谢紊乱，是导致酒精性肝损伤的主要原因。据研究，正常人平均每日饮 40～80 克酒精，10 年即可出现酒精性肝病，如平均每日 160 克，8～10 年就可发生肝硬化。有人曾做过有关酒精摄入等方面的调查，结果表明，人群酒精性肝病患病率为 4.34%，连续 5 年以上每天摄入酒精超过 40 克者，48%的人会患有不同程度的酒精性肝病；酒精性肝病基本发生在饮酒年数大于 5 年，酒精总摄入量超过 100 千克的饮酒人群中。

（2）过量饮酒易患癌症　过量饮酒可与多种癌症的发生有关，主要是口腔癌、咽喉癌、食管癌和肝癌，也可能与直肠癌、结肠癌和乳腺癌等有关。乙醇酒精致癌的作用方式目前尚不十分清楚，也没有可用于重

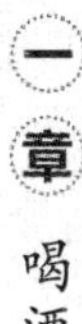

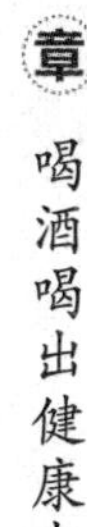

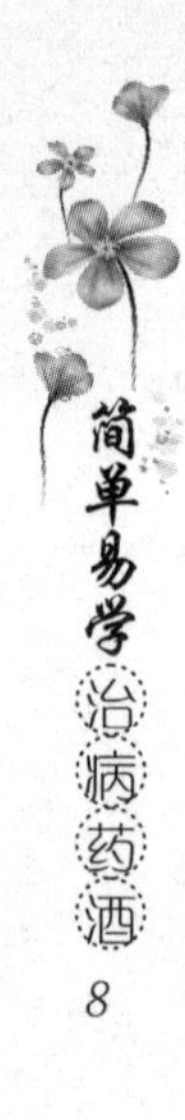

复实验的动物模型进行研究。据推测，酒中可能溶解了某些致癌物质，饮用这种污染的酒，可诱发癌症，酒可能只是一种促癌剂。如酿造酒的粮食受黄曲霉菌污染，乙醇中就可含有黄曲霉毒素等致癌物。国外有人对158种不同品牌的啤酒进行分析，结果发现70%的啤酒中含有致癌物——亚硝胺。另外，进入体内的乙醇，约95%在肝脏中进行分解代谢。大量饮酒，肝脏负担加重，可导致肝硬化，此时肝脏处理有毒物质包括致癌物质的能力降低，可诱发肝癌。有研究表明，过量饮酒比非过量饮酒者口腔、咽喉部癌肿的发生率高出两倍以上，甲状腺癌发生率提高30%～150%，皮肤癌发生率提高20%～70%，女性发生乳癌的机会提高20%～60%。在食管癌患者中，过量饮酒者占60%，而不饮酒者仅占2%。乙型肝炎患者本来发生肝癌的危险性就较大，如果饮酒或过量饮酒，则肝癌发生率将大大提高。

(3)过量饮酒伤害人的大脑　一项研究结果表明，长期酗酒会降低人的大脑血流量，这已是一个不争的事实。但是长期以来人们并不清楚过度饮酒究竟会对大脑产生什么样的影响。此外，国外也有研究证明，65岁以上的老人喝酒会使其大脑萎缩。研究人员对65岁以下的老者的饮酒习惯及其对大脑的影响进行研究。他们挑选了1900名年龄介于55岁与64岁之间老年人中的“年轻人”，并利用磁共振成像技术对其大脑脑量的变化进行研究。研究结果发现，过度饮酒不可避免地对这些人的大脑产生不利的影响。根据磁共振成像检查的结果，过度饮酒者在饮酒后的确会引起脑量的萎缩。研究还发现，这种情况不分男女，也不分种族。研究结果不但证实了饮酒与大脑萎缩之间的关系，同时也表明，饮酒引起大脑萎缩的速度比以前人们想象的要快。

肝病患者宜绝对禁酒

少量饮酒有益于人体健康，但肝病患者宜绝对禁酒。肝炎患者的肝功能不健全，解毒能力降低，饮酒会使酒精在肝脏内积聚，使肝细胞受损伤而进一步失去解毒能力，加重病情。慢性肝炎患者继续饮酒会导致慢性酒精中毒和肝硬化，酗酒者中约有10%会出现肝病。女性酗酒，即使饮酒量少于男性，但发生肝硬化的时间却早于男性，危害更严重。饮酒者比不饮酒者的肝癌发生率高12倍以上。酒精还是胃蛋白酶的抑制剂，妨碍人体对蛋白质的摄取，影响消化吸收。肝炎患者饮酒可导致营养不良性肝硬化。无症状乙型肝炎者可不出现肝炎症状，肝功能检查也正常，但携带有乙型肝炎病毒表面抗原。科学家发现：这些人大多有不同程度的肝脏病变。国外科学家曾对296名无症状的澳抗阳性者进行试验，当受试者每天饮入酒精量低于60克时，大多数澳抗阳性者出现了肝功能异常，而澳抗阴性的健康者在每天饮入酒精量大于80克时仅少数人出现轻微的肝功能异常。当每日饮入酒精量在60～80克时，澳抗阳性者的肝功能会出现明显的损害，而澳抗阴性的健康者的肝功能没有出现变化。

所以，科学家提醒长期饮酒者一旦出现类似肝炎的症状，如肝区疼痛、上腹部不适、疲乏无力、消化不良、贫血、蜘蛛痣、肝掌、神经炎、睾丸萎缩等，应首先考虑为酒精性肝病。目前，对肝炎尚无特殊疗法，应彻底戒酒，适当休息，注意饮食，并服用保肝药物。

为什么要禁忌空腹饮酒

我国的酒文化已有五千余年的历史，“酒过三巡，菜过五味”，讲的就是酒与饮食的一致性，苦酒不吃菜、单饮酒伤肝损胃是不争的道理。酒这种饮料的特征之一便是在消化器官中的吸收速度非常快。进入体内的酒精，大约20%被胃、80%被小肠吸收，溶入血液中被运往全身的各个角落。如果胃中有食物的话，酒精被移往小肠的速度就会减缓，而

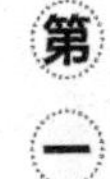

如果是空腹没有任何东西覆在胃黏膜上的话，酒精便会在胃中畅通无阻，一路直奔小肠。吸收速度加快，不久血液中酒精浓度便急剧上升。就是说，如果连干几杯或空腹饮酒，一瞬间体内血液中的酒精浓度就会升得很高，令自己进入危险的麻痹状态。所以，这种空腹饮酒法要尽量避免，在喝酒前先吃点饼干、糕点及米饭等食物，以减少酒精对胃肠及肝脏的损害，减少脂肪肝的发生。从酒精的代谢规律看，最佳佐菜当推高蛋白和含维生素多的食物，如新鲜蔬菜、鲜鱼、瘦肉、豆类、蛋类等。注意，切忌用咸鱼、香肠、腊肉下酒，因为此类熏腊食品含有大量色素与亚硝胺，与酒精发生反应，不仅伤肝，而且损害口腔与食道黏膜，甚至诱发癌症。

生活中常用的醉酒解酒法

醉酒是生活中有些人常常发生的事，那么如何醒酒，使醉酒者尽快恢复过来呢？最好的办法就是多喝水。实际上，醉酒后应该多喝水，多喝水有利于醒酒，这是许多醉酒者实践经验的总结。我们经常会碰到“二日醉”的现象，即头一天喝醉了，到第二天还感到头昏脑胀的。实际上这就是体内缺水，不能将乙醇排出体外所致。再说醉酒者那讨人嫌的全身气味，其实就是乙醇在作怪。这时，醉酒者只要大量地喝水，通过排水将乙醇排掉就好了。另外喝酒后吃些西瓜或甜瓜同样可以解酒。因为钾有个特性，只要它在细胞中的含量超过所需的量，便会被排泄掉，所以尽量摄取水和钾含量多的食品，其利尿效果是很好的。喝了酒之后，吃些西瓜或甜瓜，会起到醒酒的作用，就是因为西瓜或甜瓜中含有大量钾的缘故。除此之外，通常人们首先想到的还有用各种办法解酒，各种解酒方也就应运而生。在我国古代书籍中，还记载有一些所谓的“饮酒不醉”的良方。现介绍如下。

甘草葛花汤

【配料】甘草 30 克，干葛花 30 克，葛根 30 克，砂仁 30 克，贯众 30 克。

【制法】将以上药物加工成细末，和匀备用。每次取药末 15 克，置于砂锅中，加水适量，煎数十沸，滤去药渣，即可。

【功效】解酒毒。适用于饮酒过度，胸膈痞闷者。

【用法】不拘时，顿服。

陈皮葛根汤

【配料】陈皮（去白，浸炒）30 克，葛根 30 克，甘草 10 克，石膏打碎 15 克。

【制法】上各药共研粗末，用时取药 10 克，以水一小碗，煎至七分，去渣。

【功效】治饮酒过度，酒毒积于肠胃，呕吐，不食汤水。

【用法】温服，不拘时服之。

葛根薄荷丸

【配料】葛根 20 克，薄荷 15 克，砂仁 15 克，甘草 10 克。

【制法】将以上药物研末，混合搅拌均匀，加工成如麻子大，备用。

【功效】解酒。适用于饮酒过度，有很好的解酒效果。

【用法】每次取少许细嚼。

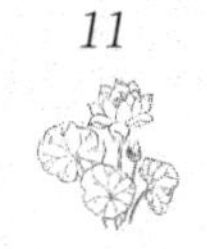

小贴士

葛根是药食两用食物，对美容、健身及保养有重要的“以食疗疾”作用。酒前葛根配方可在胃部形成一层保护膜，防止酒精伤害，并可排毒。高血压、高血糖、高血脂俗称“三高”，而野生葛粉在降“三高”方面作用甚为明显。因此，对于那些不痛饮过不了场面、痛饮之后“三高”更高的“三高”人士来说，饮用葛根解酒剂，无疑是一大福音。葛根在增强免疫力、防治心脑血管疾病、降低血糖等方面同样有显著效果，对冠心病、心绞痛、突发性耳聋、中老年骨质疏松症等有特殊功效，并有降血糖、降血脂、解酒、解除便秘等保健功能，是一种理想的绿色保健食品。

睡前饮酒催眠要不得

有资料说，有一位退休老人，患有失眠症，为了御寒和催眠，总要先喝上二三两酒，才去睡觉。一天，他鼾声如雷后不久，一直没声响，更没见翻身。老伴儿以为他正在熟睡，没加理会。第二天天已大亮，还没见他起床，老伴儿才发现他已不省人事。送到医院，医生诊断是脑出血，经抢救无效而死亡。

睡前饮酒之所以会造成不良后果，是因为晚饭后至睡前，经过4～5个小时的消化吸收，腹内食物已经很少，睡前饮酒基本上属于空腹饮酒，几分钟后，酒精就会被吸收入血，血液中酒精含量高，强烈刺激血管内壁，会使血压升高，喝得越多，血压越高。这会使已经硬化了的脑部血管破裂，导致脑出血。研究人员也发现，睡前饮酒的人，若出现两次打鼾即呼吸性障碍，每次窒息十几秒钟，不但能使血压升高，还能引起冠状动脉痉挛、心绞痛、心肌梗死，甚至因心脏功能紊乱而猝死。现代医学研究还认为，睡前饮酒，酒中的很多有害物质如甲醇、乙醇经体内氧化后会变成甲醛和乙醛，这些都是致癌物质，易在体内积存，毒害身体。而白天饮酒，由于人体新陈代谢速度较快，这些有害物质易排出体外，对心、肝、脑的伤害相对也少。国外还有资料报道说，睡前饮酒会伤害视网膜，阻碍视网膜产生感光视色素，使其在黑暗环境中辨别物体的能力下降。因此，患有失眠症的人，不应用酒催眠，应寻找病因，对症治疗。

白酒有哪些养生作用

中医认为酒具有宣散药力、温通气血、舒经活络的作用，能达四肢百骸、五脏六腑。适量饮用，可通利血脉，振奋精神，所以临床上常将其用作强身保健、延缓衰老之滋补佳品。现代研究证实，酒虽乃穿肠之物，浅饮的人比滴酒不沾或酗酒者的心血管疾病死亡率低，而且少量低浓度的酒可刺激胃液、胃酸分泌，增加胃部消化能力。白酒还是用来防病治病的药物，如晕厥时在缺少药物的情况下，灌 1 小杯烈性酒，可兴奋呼吸中枢，使患者苏醒。烧酒浸花椒，频频漱之，可以治疗牙痛。白酒点燃，以酒火洗患处可以治疗关节痛、关节扭伤肿痛。白酒 100 毫升，浸入生姜 30 克，浸 7 日后，用姜酒涂患处可以防治冻疮。白酒温饮，每次 20 毫升能够治疗痛经、跌打损伤疼痛等。总的来说白酒的养生作用非常的多，是一种难得的既能养生又能治病的饮料。

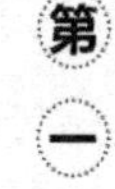
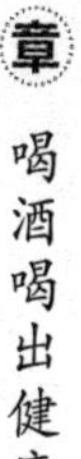

米酒的作用与滋补功效

米酒，又称甜酒、甜曲酒和沸汁酒，也是汉民族的特产之一，有悠久的饮用历史。米酒适宜范围很广，一年四季均可饮用，特别在夏季因气温高，米易发酵，更是消渴解暑的家庭酿造物，深受人们的喜爱。用米酒煮荷包蛋或加入部分红糖，是产妇和老年人的滋补佳品。

米酒与黄酒有很多近似之处，因此有些地方也把黄酒称为“米酒”。它们的区别是：米酒只用大米作为原料，使用的是甜酒发酵曲，制作工序简单，含酒精量较少，味道偏甜，适宜人群更大，最宜作夏季的饮料。制作法是将干米饭凉透后拌曲，保温发酵 24 小时即成。一般来说，用糯米做出来的甜米酒质量最好，食用也最普遍。米酒在传统制作工艺中，保留了发酵过程中产生的葡萄糖、糊精、甘油、碳酸、矿物质及少量的醛、脂。其营养物质多以低分子糖类和肽、氨基酸的浸出物状态存在，容易被人体消化吸收。研究发现，米酒为人体提供的热量是啤酒的 4 倍左右，是葡萄酒的 2 倍左右，米酒含有十多种氨基酸，其中 8 种是人体自身不能合成而又必需的。每升米酒中赖氨酸的含量比葡萄酒要高出数倍，为世界其他营养酒类中所罕见。除此之外，米酒还具有补养气血、助消化、健脾、养胃、舒筋活血、祛风除湿等功能，所以，明代李时珍在《本草纲目》中将米酒列入药酒类之首。

黄酒的营养与养生作用

黄酒是我国传统酒类中具有民族特色的低度饮料酒。黄酒以糯米、粳米、黍米为原料，一般酒精含量为 14%～20%，属于低度酿造酒。黄酒是世界上最古老的饮料酒之一，源于中国，与啤酒、葡萄酒并称世界三大古酒。黄酒的营养与养生作用主要有以下几点。

（1）黄酒中的蛋白质为酒中之最　黄酒中含丰富的蛋白质，每升绍兴加饭酒的蛋白质为16克，是啤酒的4倍。黄酒中的蛋白质经微生物酶的降解，绝大部分以肽和氨基酸的形式存在，极易为人体吸收利用。肽除传统意义上的营养功能外，其生理功能是近年来研究的热点之一。到目前为止，已经发现了几十种具有重要生理功能的生物活性肽，这些肽类，具有非常重要和广泛的生物学功能和调节功能。氨基酸是重要的营养物质，黄酒含21种氨基酸，其中8种人体必需氨基酸种类齐全。所谓必需氨基酸是人体不能合成或合成的速度远不适应机体需要，必须由食物供给的氨基酸。缺乏任何一种必需氨基酸，都可能导致生理功能异常，发生疾病。

（2）含较高的功能性低聚糖　低聚糖又称寡糖类或少糖类，分功能性低聚糖和非功能性低聚糖，功能性低聚糖已日益受世人瞩目。由于人体不具备分解、消化功能性低聚糖的酶系统，在摄入后，它很少或根本不产生热量，但能被肠道中的有益微生物双歧菌利用，促进双歧杆菌增殖。自然界中只有少数食品中含有天然的功能性低聚糖。黄酒中的功能性低聚糖就是在酿造过程中微生物酶的作用下产生的，黄酒中的功能性低聚糖是葡萄酒、啤酒无法比拟的。有关研究表明，每天只需要摄入几克功能性低聚糖，就能起到显著的双歧杆菌增殖效果。因此，每天喝适量黄酒，能起到很好的保健作用。

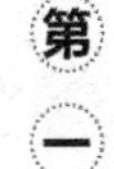

（3）丰富的无机盐及微量元素　人体内的无机盐是构成机体组织和维护正常生理功能所必需的，按其在体内含量的多少分为常量元素和微量元素。黄酒中已检测出的无机盐有18种之多，包括钙、镁、钾、磷等常量元素和铁、铜、锌、硒等微量元素。

（4）黄酒中的维生素　除维生素C等少数几种维生素外，黄酒中其他种类的维生素含量比啤酒和葡萄酒高。酒中维生素来自原料和酵母的自溶物。黄酒主要以稻米和小麦为原料，除含丰富的B族维生素外，还含有丰富的维生素E(生育酚)。维生素E具有多种生理功能,其中最重要的功能是与谷胱甘肽过氧化酶协同作用清除体内自由基。酵母是维生素的宝库,黄酒在长时间的发酵过程中,有大量酵母自溶,将细胞中的维生素释放出来,可成为人体维生素很好的来源。

黄酒的药用价值与饮用方法

黄酒是很好的药用必需品,它既是药引子,又是丸、散、膏、丹的重要辅助材料。《本草纲目》上说:"诸酒醇不同,唯米酒入药尤佳。"米酒即是所说的黄酒,它具有通血脉,厚肠胃,润皮肤,养脾气,护肝等治疗作用。有关专家在临床治疗中发现,冠心病患者每天饮用少量黄酒后,胸痛程度明显减轻,发病次数也明显减少。有人曾对50位冠心病患者进行系统观察,结果发现,患者饮用黄酒5分钟后,其脉搏量、每分钟输出量、心脏指数、射血速率指数比饮酒前都有显著增加,对症状有不同程度的改善,无一例诱发心绞痛或心肌梗死。常饮黄酒还可增强心肌的收缩力,因为黄酒中含有丰富的氨基酸和微量元素,对心肌营养代谢有良好的促进作用。

那么黄酒入药有饮用要求吗?当然,黄酒最讲究温饮。温饮的显著特点是酒香浓郁,酒味柔和。温酒的方法一般有两种:一种是将盛酒器放入热水中烫热;另一种是隔火加热。但黄酒加热时间不宜过久,否则酒精都挥发掉了,反而淡而无味。冬天一般盛行温饮。在饮用黄酒时也要注意不要酗酒、暴饮,不要空腹饮酒,不要与碳酸类饮料同喝(如可乐、雪碧),否则会促进乙醇的吸收,也就是说适量常饮,延年益寿。

葡萄酒最益于人体健康

在一般人的观念里,生活上的享受似乎总是与身体健康背道而驰的，但是葡萄酒向我们证明了，只要不过度，享受和健康是可以兼得的。在法国，人们经常食用富含脂肪类的食品，法国人平均胆固醇含量也都不低于其他国家，但法国患心脏病死亡的比例，在各工业化国家中却是最低的，它的心脏病发病率只为美国的 60%，而且平均寿命比美国人长。长寿的秘方就在于经常饮用葡萄酒以及其他饮食和生活习惯的协调。具体来说葡萄酒具有以下保健作用。

(1)增进食欲　葡萄酒鲜艳的颜色使人赏心悦目；倒入杯中，果香酒香沁鼻；品尝时酒中单宁微带涩味，促进食欲。所有这些使人体处于舒适、欣快的状态中，有利于身心健康。

(2)滋补作用　葡萄酒中含有糖、氨基酸、维生素、矿物质。这些都是人体必不可少的营养素。它们可以不经过预先消化，直接被人体吸收。特别是对体弱者，经常饮用适量葡萄酒，对恢复健康有利。葡萄酒中的酚类物质，具有氧化剂的功能，因此，经常饮用适量葡萄酒具有防衰老、益寿延年的效果。

(3)助消化作用　葡萄酒含有各种有机酸，具有轻度酸味，而这种酸味与人体的酸度相近，这正是蛋白质消化的适宜条件，因此葡萄酒是配合蛋白质的最优良佐餐饮料。葡萄酒能刺激胃酸分泌胃液，每 60～100 克葡萄酒能使胃液分泌增加 120 毫升。葡萄酒中单宁物质，可增加肠道肌肉系统中平滑肌肌肉纤维的收缩，调整结肠的功能，对结肠炎有一定疗效。甜白葡萄酒含有山梨醇，有助消化，能够防止便秘。

(4)减肥作用　葡萄酒有减轻体重的作用，每升干葡萄酒中含 525 卡热量，这些热量只相当于人体每天平均需要热量的 1/15。饮酒后，葡萄酒能直接被人体吸收、消化，在 4 小时内全部消耗掉而不会使体重增加。所以经常饮用葡萄酒的人不仅能补充人体需要的水分和多种营养素，而且有助于减肥。

(5)利尿作用　葡萄酒中酒石酸钾、硫酸钾、氧化钾含量较高，具利

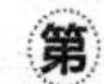

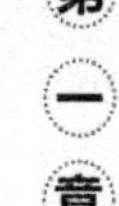

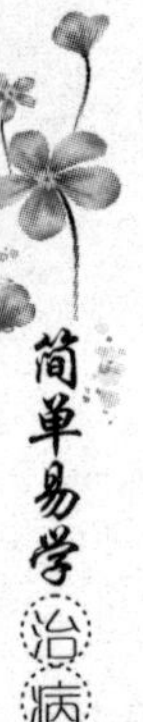

尿作用,可防止水肿和维持体内酸碱平衡。

(6)杀菌作用　很早以前,人们就认识到葡萄酒的杀菌作用。例如:感冒是一种常见的多发病,葡萄酒中的抗菌物质对流感病毒有抑制作用,传统的方法是喝一杯热葡萄酒或将一杯红葡萄酒加热后,打入一个鸡蛋,搅拌一下,即停止加热,稍凉后饮用。研究表明:葡萄酒的杀菌作用是因为它含有抑菌、杀菌物质。

(7)防病治病作用　譬如每天只喝少量葡萄酒,对白内障、阿尔茨海默病的治疗有一定的辅助疗效。喝洋葱泡葡萄酒可以降血压,辅助治疗糖尿病、夜晚尿频症、失眠等症。红葡萄酒,早晚各饮 15 毫升,治贫血、血小板减少,连服有效。

小贴士

葡萄酒的味道取决于葡萄。但即使是相同品种的葡萄,每年收成的品质和味道也都不同。此外,即使是在同一年,使用相邻的葡萄园采收的葡萄所酿出的酒,风味也会不同。而且,随着收成的时间不同,甜度也不同。决定葡萄酒风味的另一个重要因素是酿造技术。就算基本的酿造方法相同,也会因酒庄不同,而有微妙的差异。例如,要混合哪几种葡萄、要用多少分量、添加的酵母量、发酵时间、装瓶前的成熟时间、装瓶后到出货的瓶内成熟时间等,都是促使葡萄酒风味迥异的原因。葡萄酒风味的形成因素不可能完全相同。因此,无法酿造出味道完全相同的葡萄酒。

啤酒的养生作用与功效

啤酒素有“液体面包”的美誉，被各国医学家称之为“营养食品”。所以啤酒家族十分兴旺，市场上的啤酒种类繁多，有生啤酒、熟啤酒、无醇啤酒和运动啤酒等。啤酒酒标上的度数与白酒酒标上的度数不同，它并非指酒精度，它的含义为原麦汁浓度，即啤酒发酵进罐时麦汁的浓度，主要的度数有8，10，11，12，14，16，18度啤酒。日常生活中我们饮用的啤酒多为11或12度啤酒。啤酒的分类方法较多，有根据啤酒色泽分类的方法，有根据杀菌方式分类的方法(如分为鲜啤酒与熟啤酒)，有根据生产方式分类的方法等。

(1)营养作用　啤酒营养丰富，它含有17种氨基酸，其中8种是人体所需的。此外还有维生素B_1、维生素B_2、维生素B_6、维生素C以及其他营养物质。

(2)提神作用　啤酒中的有机酸具有提神的作用。适量饮用啤酒可减少过度兴奋和紧张情绪，促进肌肉松弛。

(3)助消化作用　生产啤酒用的主要原料是麦芽、大米、淀粉、啤酒花、酵母等，能增进胃液分泌，兴奋胃功能，提高其消化吸收能力。

(4)利尿作用　啤酒中低含量的钠、酒精、核酸能增加大脑血液供给，扩张冠状动脉，并通过提供的血液对肾脏的刺激而加快人体的代谢活动。

(5)减肥作用　在各种减肥方法中，少量饮用啤酒能起到很好的减肥效果。这是因为它含有非常少的钠、蛋白质和钙，不含脂肪和胆固醇，对抑制体形的过快增长非常有效。

(6)防病作用　适度饮啤酒的人比禁酒者和嗜酒狂可减少心脏病、溃疡病的几率，而且可防止得高血压病和其他疾病。

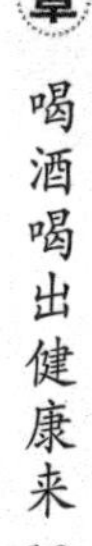

(7)烹制作用　用啤酒代水焖烧牛肉，是由于啤酒中的酶能把牛肉中的蛋白质分解为氨基酸，使烹制出来的牛肉更加鲜美，异香扑鼻。将鱼加工整理好后，加入适量啤酒烹炖。在炖制过程中，啤酒和鱼能产生酯化反应，使鱼肴别具芳香。炒肉片或肉丝，用淀粉加啤酒调糊挂浆，炒出后格外鲜嫩，味尤佳。烹制冻肉、排骨等菜肴，先用少量啤酒腌渍10分钟左右，清水冲洗后烹制，可除腥味和异味。烹制含脂肪较多的肉类、鱼类，加少许啤酒，有助脂肪溶解，产生脂化反应，使菜肴香而不腻。清蒸鸡时先将鸡放入20%～25%的啤酒中腌渍10～15分钟，然后取出蒸熟，格外鲜滑可口。清蒸腥味较大的鱼类，用啤酒腌渍10～15分钟，熟后不仅腥味大减，而且味道近似螃蟹。凉拌菜时先把菜浸在啤酒中，加热烧开即取出冷却，加作料拌食，别有风味。

第二章

药酒滋补最相宜

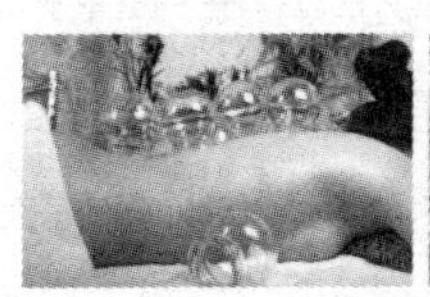
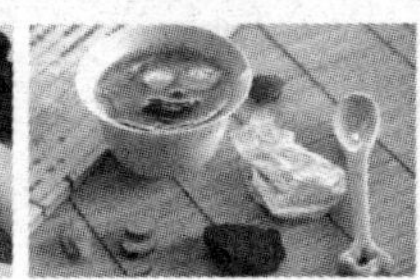
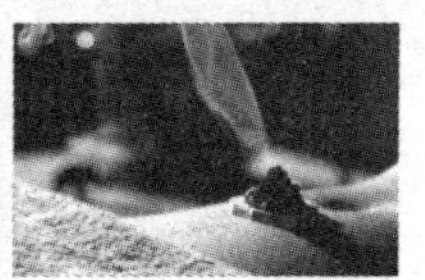

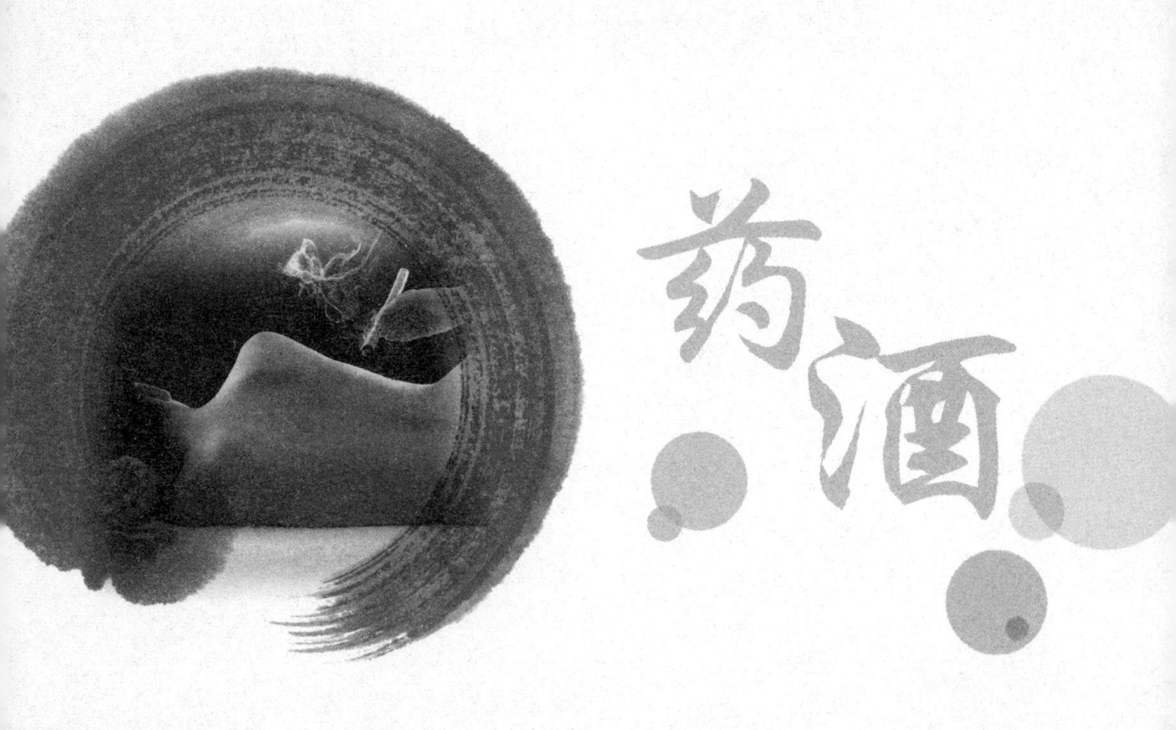

历史上酒与药紧密相关

在古代,酒曾被视作一种药物,除了作为饮用品外,其最大的作用就是用来治疗疾病。酒是用谷类和酒曲酿制而成,中医认为其气剽悍而质清,味甘辛而性热,无毒,具有温通血脉、益脾暖胃、开结化瘀、利筋骨、舒关节、润皮肤、祛寒湿等功效。班固在《前汉书·食货志》中就称酒为“百药之长”。最早的上古时期,医生看病,常用酒来治疗疾病。《说文解字》中说“醫”字从酉酒,即说明酒与医药的密切关系。随着社会科学的进步和医药知识的不断丰富,人们逐渐认识到酒本身不仅可以治病,也是一种良好的有机溶剂,与中药相互配合,可以起到更好的治疗作用。于是,产生了药酒。药酒是我国医药发展史上的一个重要创举,它进一步丰富了祖国医学治疗疾病的手段,拓展了酒和中药使用的方法。较早的药酒配方中，所用的药物的味数是比较少的，多是一酒一药。随着医药的发展和人们对药酒认识的不断积累，药酒中配入药料的味数逐渐增加，并形成一定的配方或“秘方”，同时也出现了对药酒的文字记载。

药酒的现代概念是什么

药酒即是一种加入中药的酒，是选配适当中药，经过必要的加工，用度数适宜的白酒或黄酒为溶媒，浸出其有效成分，而制成的澄明液体。在传统药酒制作中，也有在酿酒过程里，加入适宜的中药，酿制而成。药酒在我国已有数千年的历史，是祖国医药学的宝贵遗产。它既能防病治病，又可滋补身体，延年益寿，并具有服用方便、疗效确切、便于存放等优点，因而深受历代医家重视，成为我国传统医学中的重要治疗方法。因酒可以浸出许多水不能浸出的有效成分，是极好的有机溶媒，多数药物的有效成分都可溶在其中。所以药酒有时比同样的中药煎剂、丸剂作用更佳，在防治疾病方面有着更好的疗效。在我国医药史上药酒已处于重要的地位，成为历史悠久的传统剂型之一，在医疗保健事业中也同样享有较高的声誉，它能“通血脉，厚肠胃，散湿气，消忧解怒”。

药酒滋补疗法特别提醒

服用药酒不宜过量，因药物过量必会有毒性。药酒的用法一般应根据病情的需要，体质的强弱，年龄的差异，酒量的大小等实际情况，宜适度，一般每次喝15～20毫升，酒量小的患者可将药酒按1∶1～1∶10的比例与加糖的冷开水混合，再按量服用。

药酒中虽也含有酒精，但服用量少，对人体不会产生有害影响。但

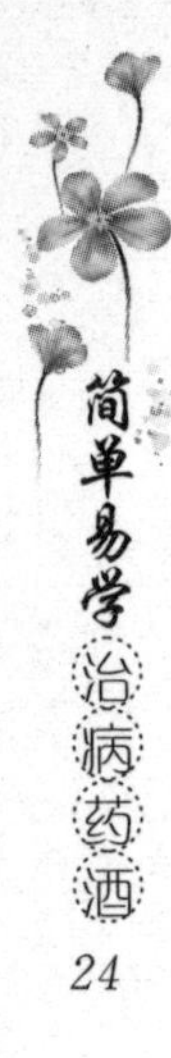

有些患者，如患慢性肝肾疾患、较重的高血压、气管炎、肺心病、胃病、十二指肠溃疡及皮肤病的患者，要在医生的指导下使用，妊娠及哺乳期女性不宜用药酒，小儿也不应服药酒，年老体弱者用量应适当减少。糖尿病患者、尿酸过高者、孕妇和经期女性、儿童、哺乳期女性等同样要在医生的指导下饮服药酒。

有一点应注意，选用药酒要对症，不能拿药酒当一般酒饮，有人以为补酒无碍，多喝一点没关系，这种认识是错误的。喝药酒过量不但能醉人，而且会引起不良反应，所以不可以滥用。药酒在医疗上不同于一般的酒，有规定的疗程，病症祛除后，不应再服用。

药酒不宜佐餐或空腹饮用，服药酒应在每天早晚分次服用。如佐餐饮用则影响药物的迅速吸收，影响药物疗效的发挥。空腹饮酒则更能伤人，空腹饮药酒 30 分钟，药酒中的酒精对机体的毒性反应可达到高峰。

药酒不宜冷饮，失眠患者饮药酒时应该加热到 20℃以上温饮。这样既可减少胃肠刺激，而且药酒中醛类的沸点只有 20℃左右，把酒烫温，醛类就挥发掉了，减少了对人体的危害。药酒不宜混合饮用，两种以上的药酒混合饮用，由于药物的治疗作用不同，在体内产生不同的反应，会引起头痛、恶心等药物毒性反应，甚至可致药物中毒。

服用某些西药时饮用药酒需慎重。饮酒并服用巴比妥类中枢神经抑制药会引起中枢抑制。精神安定剂氯丙嗪、异丙嗪、奋乃静、安定、氯氮和抗过敏药物氯苯那敏、苯海拉明等如与酒同用，对中枢神经亦有协同抑制作用，轻则使人昏睡，重则使人血压降低，产生昏迷。

中医辨证属湿热、阳盛体质者，要慎用药酒，特别是壮阳之类的药酒更应慎用。饮用药酒后不宜立即针灸，不宜立即行房事。不习惯饮酒的人，在服用药酒时，要先从小剂量开始，逐步增加到需要服用的量。有些老年人喜用药酒代酒饮，实属错误，因为药酒是针对不同疾病或体质应用的，如药症不合反而会引起副作用。如平时阴虚内热的人服用鹿茸酒会“火上浇油”，使病症加剧。

药酒都有哪些优点

药酒之所以千百年来受到人们的重视和欢迎，并乐于接受，自有它的独到优点。概括起来，主要表现在以下几方面。

(1)适应范围广　药酒既可治病防病，凡临床各科多种常见多发病和部分疑难病症均可疗之；又可养生保健、美容润肤；还可作病后调养和日常饮酒使用而延年益寿。

(2)便于服用　饮用药酒，不同于中药其他剂型，可以缩小剂量，便于服用。有些药酒方中，虽然药味庞杂众多，但制成药酒后，其药物中有效成分均溶于酒中，剂量较之汤剂、丸剂明显缩小，服用起来也很方便。又因药酒多1次购进或自己配制而成，可较长时间服用，不必经常购药、煎药，减少了不必要的重复麻烦，且省时省力。

(3)吸收迅速　饮用药酒后，吸收迅速，可及早发挥药效。因为人体对酒的吸收较快，药物之性(药力)通过酒的吸收而进入血液循环，周流全身，能较快地发挥治疗作用。临床观察，药酒一般比汤剂的治疗作用快4～5倍，比丸剂作用更快。

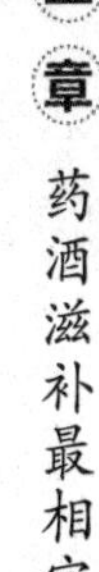

(4)能有效掌握剂量　汤剂1次服用有多有少，浓度不一，而药酒是均匀的溶液，单位体积中的有效成分固定不变，按量(规定饮用量)服用，能有效掌握治疗剂量，一般可放心饮用。

(5)人们乐于接受　服用药酒，既没有饮用酒的辛辣呛口，又没有汤剂之药味苦涩，较为平和适用。习惯饮酒的人喜欢饮用，即使不习惯饮酒的人，因为避免了药物的苦涩气味，因药酒多甘甜悦目，故也乐于接受。

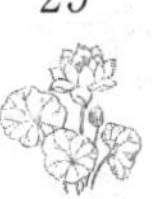

(6)药酒较其他剂型的药物容易保存　因为酒本身就具有一定的杀菌防腐作用,药酒只要配制适当,遮光密封保存,便可经久存放,不至于发生腐败变质现象。

常用的药酒制作方法

药的味道大多又苦又难喝,而且煎煮烦琐;酒则味道醇美,下口令人回味,是一种被人们喜爱的饮料。将酒与中药结合,解决了这些问题,形成了新产品。药酒是一种加入了中药的酒剂,它将药物与酒有机地融为一体,形成一种特殊的既有治疗作用,又有保健功能的饮品。但这种特殊的饮品该如何制作呢?

(1)冷浸法　将药材切碎,炮制后,置瓷坛或其他适宜的容器中,加规定量白酒,密封浸渍,每日搅拌 1～2 次,一周后,每周搅拌 1 次;共浸渍 30 天,取上清液,压榨药渣,榨出液与上清液合并,加适量糖或蜂蜜,搅拌溶解,密封,静置 14 日以上,滤清,灌装即得。

(2)热浸法　取药材饮片,用布包裹,吊悬于容器的上部,加白酒至完全浸没包裹之上;加盖,将容器浸入水液中,文火缓缓加热,温浸 3～7 昼夜,取出,静置过夜,取上清液,药渣压榨,榨出液与上清液合并,加冰糖或蜂蜜溶解静置至少 2 天以上,滤清,灌装即得。此法称为热浸法。此法后来改革为隔水加热至沸后,立即取出,倾入缸中,加糖或蜂蜜溶解,封缸密闭,浸渍 30 天,收取澄清液,与药渣压榨液合并,静置适宜时间后,滤清,灌装即得。

(3)渗漉法　将药材碎成粗粉,放在有盖容器内,再加入药材粗粉量 60%～70% 的浸出溶媒均匀湿润后,密闭,放置 15 分钟至数小时,使药材充分膨胀后备用。另取脱脂棉团,用浸出液湿润后,轻轻垫铺在渗漉筒(一种圆柱形或圆锥形漏斗)上,底部有流出口,以活塞控制液体流出的底部，然后将已湿润膨胀的药粉分次装入渗漉筒中，每次投入后，均要压平。装完后，用滤纸或纱布将上面覆盖。向渗漉筒中缓缓加入溶媒时，应先打开渗漉筒流出口的活塞，排出筒内剩余空气，待溶液自出口流出时，关闭活塞。继续添加溶媒至高出药粉数厘米，加盖放置24～48小时，使溶媒充分渗透扩散。然后打开活塞，使漉液缓缓流出。如果要提高漉液的浓度，也可以将初次漉液再次用作新药粉的溶媒进行第二次或多次渗漉。收集渗漉液，静置、滤清、灌装即得。

（4）酿制法　即以药材为酿酒原料，加曲酿造药酒。如《千金翼方》记载的白术酒、枸杞酒等，都是用此方法酿造。不过由于此法制作难度较大，步骤繁复，现在一般家庭较少选用。

家庭该如何泡服药酒

药酒有通血脉、散诸痛、祛风湿之功效，那么，家庭该如何泡服药酒呢？

（1）选用酒类　现代药酒的制作多选用50～60度的白酒，因为酒精浓度太低不利于中药材中有效成分的溶解，而酒精浓度过高有时反而使药材中的少量水分被吸收，使得药材质地坚硬，有效成分难以溶出。对于不善饮酒的人来说，也可以采用低度白酒、黄酒、米酒、果酒、葡萄酒等为基质酒，但浸出时间要适当延长或浸出次数适当增加。

（2）配制方法　先将买回的药材打碎或剪短后，再用冷开水浸湿，这样既可洗去脏物，又可防止药材吸酒太多。然后取出，放在玻璃瓶或罐里，兑入白酒，至少应将药材全部淹没，最后，将口封严，每天摇动数次，以使药材的有效成分充分析出，浸泡半月后即可饮用。有些贵重药材，可将酒饮完后再浸泡几次。

自行泡制药酒需要注意：一是所用药材必须洁净或新鲜，避免用劣

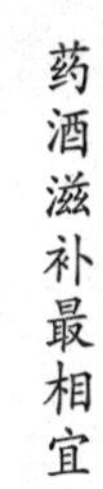

质药材或伪药；二是某些补肾药酒方中，含有毒性或作用较剧烈的药物，需经过专业的炮制后才能使用，以免服用不当，造成伤害，如发现药酒表层起沫、里面有菌块或突然变浊、颜色突然变深或变浅等外观变化，甚至酒味异常，可能酒已变质，建议停止饮用；三是持药单至中药房购买药材泡酒时，配料内的药物不要任意改动或增减剂量，要先咨询中医师，不能以书中的处方完全作为防病治病的依据。

如何正确选购商品药酒

药酒，是由酒与药物配制而成。然而药物的配入是有针对性和选择性的，都是按特定要求（配方）配入的，因此配入酒中的药物不同，其药酒的功效也不同。无论是治疗药酒（又称药性药酒），还是保健药酒（又称补性药酒），都有一定要求和特定目的。所以说选购药酒很重要。在选购前应注意：一要熟悉药酒的种类和功效；二要针对病情，适合疾病的需要，使之酒证相符；三要考虑自己的身体状况；四是了解药酒的使用方法。另外药酒有高度药酒、中度药酒和低度药酒之分，也有内服和外用之分。那么，如何选购药酒呢？一般可以请教医生，也可针对具体疾病或目的选购。现举例说明如下。

(1)用于保健的商品药酒　如气血双亏者可选用龙凤酒、山鸡大补酒、益寿补酒、八珍酒、十全大补酒等；脾气虚弱者可选用人参酒、当归北芪酒、长寿补酒、参桂养荣酒等；肝肾阴虚者，可选用当归酒、枸杞酒、蛤蚧酒、枸圆酒等；肾阳亏损者可选用龟龄集酒、参茸酒、双鞭壮阳酒等。

(2)用于治病的商品药酒　如风寒湿痹、中风后遗症者，可选用国公酒、冯子性药酒、复方白蛇酒、健足酒等；风湿性关节炎、类风湿关节炎者，可选用风湿药酒、追风药酒、五加皮酒、蕲蛇药酒、木瓜酒、养血愈风酒等；骨骼和肌肉损伤者，可选用跌打损伤酒、跌打药酒等；阳痿者，可选用双鞭壮阳酒、助阳酒、参茸酒等；遗精者，可选用健阳酒、六神酒；神经衰弱者，可选用安神酒、五味子酒、宁心酒、合欢皮酒等；面瘫者，可选用于牵正酒、牵正独活酒等；泌尿系统结石者，可选用石韦酒、消石酒等；胃脘痛者，可选用二青酒、佛手酒、温胃酒等；月经病者，可选用女性调经酒、益母草酒、当归酒等。总之，要适合病情，有针对性选购。

药酒有什么贮存要求

凡从药房购进或自己配制的药酒，如果贮存与保管不善，不但影响药酒的治疗效果，而且会造成药酒的变质或污染，因而不能再饮用。因此，对于服用药酒的人来说，掌握一定的贮存和保管药酒的基本知识，是十分必要的。贮存药酒的一般要求如下。

(1)凡是用来配制或分装药酒的容器均应清洗干净，然后用水煮烫消毒，方可盛酒贮存。

(2)家庭配制的药酒，应及时装进细口长颈大肚的玻璃瓶中，或者其他有盖的容器中，并将容器口密封好。

(3)药酒贮存宜选择在温度变化不大的阴凉处，室温以10～15℃为好。不能与汽油、煤油以及有刺激性气味的物品混放，以免药酒变质、变味。

(4)夏季存放药酒时要避免阳光的直接照射，以免药酒中的有效成分被破坏，使药酒的功效减低。

(5)家庭自制的药酒，要贴上标签，并写明药酒的名称、作用、配制时间和用量等内容，以免时间久了发生混乱，造成不必要的麻烦，或导致误用错饮而引起不良反应。

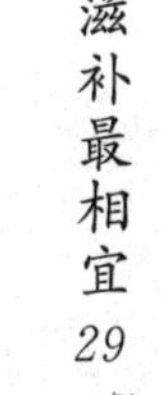

第三章

养生宜喝保健酒

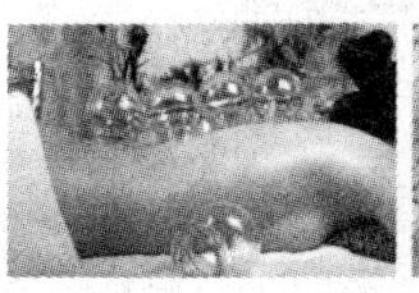
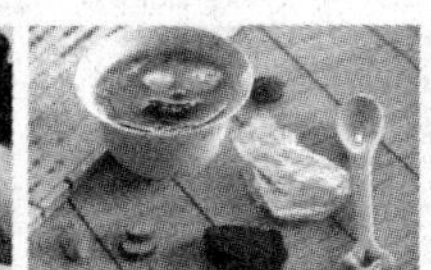
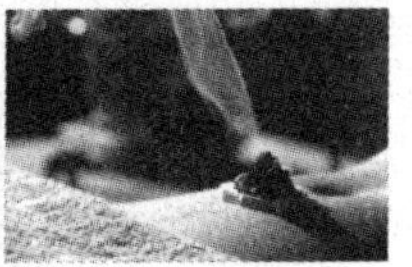

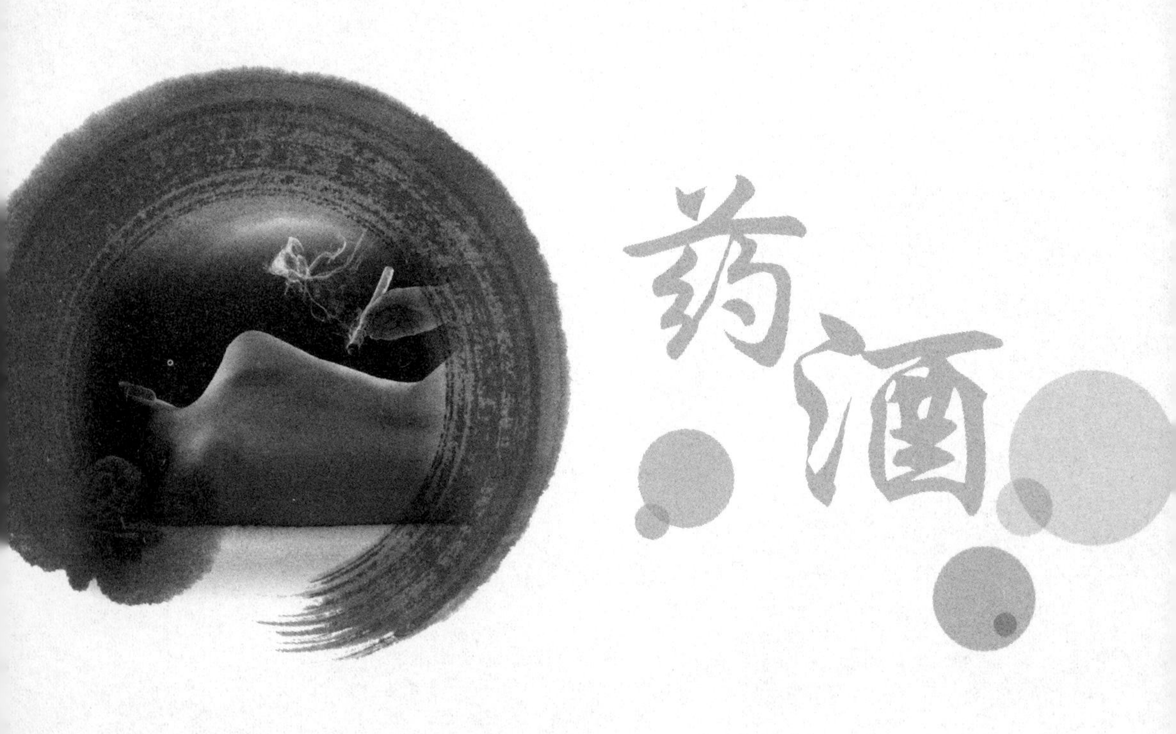

药酒与保健酒相同吗

药酒与保健酒在我国已有几千年的历史，这是我国传统酒文化的精华部分。药酒与保健酒存在着异同，在中国古代却没有区别开来，由于时代的局限，只是笼统地称之为“药酒”。药酒与保健酒科学的界定还是20世纪70年代后的事情，这是个重大的历史进步。我国药酒及保健酒的生产饮用现已成为一个独立的门类。它们与传统产品比较，有一个最显著的特点，就是与中国古老的中医、中药相结合，集饮用、保健、治病、强身于一体，被视为“国粹”。药酒与保健酒相比，其相同之处是酒中有药，药中有酒，均能起到强身健体之功效，但二者却有着明显的差异，具体如下。

(1)从定义上来说，保健酒首先是一种食品饮料酒，具有食品的基本特征；而药酒则以药物为主，具有药物的基本特征。

(2)从特点上来说，保健酒以滋补、强壮、补充、调节、改善为主要目的，还用于生理功能减弱、生理功能紊乱及特殊生理需要或营养需要者，以此来补充人的营养物质及功能性成分，它的效果是潜移默化的；而药酒则是以治病救人为目的，用于患者的康复和治疗其病理状态。

(3)从饮用对象来说，保健酒适于健康人群、中间状态人群即亚健康人群饮用；而药酒则仅限于患有疾病的人群饮用，它是大夫开的一剂方药，它有明确的适应证、禁忌证、限量、限期，必须在医生监督下饮用。

(4)从风味上来说，保健酒讲究色、香、味，注重药香、酒香的协调；而药酒则不必做到药香、酒香的协调。

(5)从原料组成来说，保健酒中的原料首选传统食物、食药两用之药材，且中药材、饮片必须经食品加工，功能强烈、有毒性者则不可用；而药酒中的原料首选安全、有效的中药，以滋补药为主，可适当配合其他中药(清、温、消、补、下、和等类中药)，以药物为主。

宜于美容养颜喝的药酒

一般来说，酒精会使毛细血管扩张，喝了酒后人的面部会出现充血，脸色看上去红润，如果是女性，白里透红似乎平添几分妩媚，这可能就是人们所说的美容效果。但事实上，从长远看，酒精使毛细血管扩张，将血液大量送往皮脂腺，皮脂腺比平时分泌更多油脂，因此酒后脸色红润的同时，面部油脂也增多，相当油腻，易滋生粉刺、痤疮等皮肤病，影响面部美观；此外喝酒还会引起毛孔扩张，加重酒糟鼻等病情，使得鼻周皮肤出现黑点、粗糙、起皱、硬结、毛孔增大等提前老化现象。可见，长期或大量饮酒非但起不到美容作用，还会促使皮肤早衰而影响容貌。以下药酒可供选用。

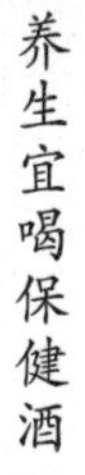

酸枣仁酒

【配料】酸枣仁、黄芪、茯苓、五加皮各30克，干葡萄、牛膝各50克，天门冬、防风、独活、肉桂各20克，火麻仁100克，羚羊角屑6克，白酒1500毫升。

【制法】将药捣碎，置于净器中，用酒浸之，密封7天后开取，去渣。

【功效】此药酒对于肌肤粗、心神不宁者，能起到润肌肤、养五脏之功效。

【用法】每日早晚各1次，每次于吃饭前随量温饮。

白鸽血竭酒

【配料】白鸽一只，血竭30克，白酒1000毫升。

【制法】白鸽去毛洗净去肠，将血竭放入白鸽肚中，用线缝住，用好酒煮沸约十分钟令熟，取下候温备用。

【功效】此药酒对于面目黯黑、肌体消瘦者，可起到滋养身体之功效。

【用法】鸽肉分两次食用，酒徐徐饮完。

补血美容酒

【配料】甘菊花、麦冬（去心焙）、枸杞子、白术、石菖蒲、远志、熟地各60克，白茯苓30克，人参30克，肉桂25克，何首乌50克，白酒1500毫升。

【制法】将药捣为粗末，用酒浸之封口，7日开取，去渣备用。

【功效】此药酒对于精血不足、容颜无华者，起到充精髓、泽肌肤之功效。

【用法】每日早晚饭前温饮5～10毫升。

小贴士

鸽又名鹁鸽、飞奴、白凤，肉味鲜美，还有一定的辅助医疗作用。著名的中成药乌鸡白凤丸，就是用乌骨鸡和白凤为原料制成的。古语说："一鸽胜九鸡"，鸽子营养价值较高，对体虚病弱者、手术患者、老年人及儿童非常适合。中医认为，鸽肉易于消化，具有滋补益气、祛风解毒、清热活血、行瘀滋补的功能，对病后体弱、头晕神疲、记忆衰退有很好的补益治疗作用，可用于虚劳、糖尿病、久疟、血虚经闭等病症的辅助治疗。由于白乳鸽的骨内含有丰富的软骨素，可与鹿茸中的软骨素相媲美，经常食用，具有改善皮肤细胞活力，增强皮肤弹性，改善血液循环，使面色红润等功效。鸽肉中还含有丰富的泛酸，对脱发、白发等有很好的疗效。乳鸽含有较多的支链氨基酸和精氨酸，可促进体内蛋白质的合成，加快创伤愈合。民间还把白鸽作为扶助阳气强身的妙品，认为它具有补益肾气、强壮机能的作用。

白术糯米酒

【配料】白术 150 克，糯米 250 克，酒曲适量。

【制法】将白术洗净，轧碎，以水 1000 毫升煎煮，压滤去渣，药汁冷置数宿；糯米蒸煮，待熟后，摊凉，以药汁拌匀，装坛中，放置于温暖处发酵 7 日，压榨去渣，过滤后装瓶备用。

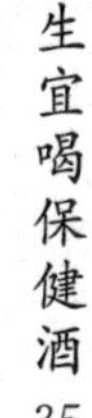

【功效】益气养血，生发更齿，使面有光泽，除病延年。

【用法】随意饮服。

小贴士

白术性味苦、甘、温，具有补脾、益气、生血、和中之功效，自古为补脾益气之要药，可用于治疗脾胃虚弱、不思饮食、倦怠乏力、泄泻、痰饮、水肿、小便不利、头晕、头汗、胎动不安等症。现代医学研究认为白术能加快血液循环，降低血糖，使胃肠分泌旺盛，蠕动增强。白术能防止肝糖原减少，对肝脏有保护作用。白术可增加水和钠的排泄，具有明显而持久的利尿作用。白术中的挥发油对人体有镇静功效。

葡萄糯米酒

【配料】葡萄干 500 克，糯米 3000 克，酒曲适量。

【制法】将葡萄干切碎，备用；糯米加水蒸熟，待稍冷，加入葡萄干末和酒曲，搅拌均匀，盛坛盖封，放置于暖处发酵 7 天。熟后，压渣取汁，装瓶备用。

【功效】益肝肾，暖腰膝，留容颜。

【用法】每日 2 次，每次餐前饮 1 小杯。或佐餐饮服。

核桃红枣酒

【配料】核桃肉 100 克，甜杏仁 20 克，红枣 100 克，白蜜 100 克，酥油 50 克，白酒 1500 毫升。

【制法】将核桃肉、红枣、杏仁拍碎，放入酒坛中；将酥油用锅置火上加热，加入蜂蜜，待熔化后，煮沸3～5分钟，趁热过滤一遍，倒入酒坛内；将白酒倒入酒坛，加盖密封，每日摇动数下，浸泡15天，可以服用。

【功效】补肾益气，健脾和胃，润肺利肠，泽肌肤，润容颜。可用于调补气血，颐养容颜，润肠通便。

【用法】每日2次，早晚饮服15～20毫升。

小贴士

现代医学研究认为，大枣营养丰富，含有较多的维生素，有“天然维生素”之称，含有蛋白质、脂肪、糖类、矿物质等营养素。另外，鲜枣含维生素P也很多，柠檬是公认的含维生素P丰富的食品，但它与鲜枣比起来，要逊色很多。每百克鲜枣中含蛋白质也几乎是鲜果类之冠。此外，它还含有铁、单宁酸、酒石酸等成分。大枣是中药里经常应用的，大枣有增强肌力体质的作用，补血堪称第一，中医认为大枣可以“补中气，滋脾土，润心肺，调营卫，缓阴血，生津液，悦颜色，通九窍，助十二经，合百药”，认为大枣性味甘温，似参而不滞，似术而不燥。大枣适用于食少、便溏、气血亏损、津液不足、心悸怔忡、黄疸、咳嗽、维生素C缺乏症、高血压病、血小板减少、过敏性紫癜、肝炎、水肿、自汗、肝硬化、失眠等患者食用。

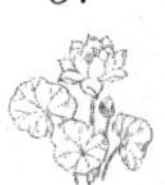

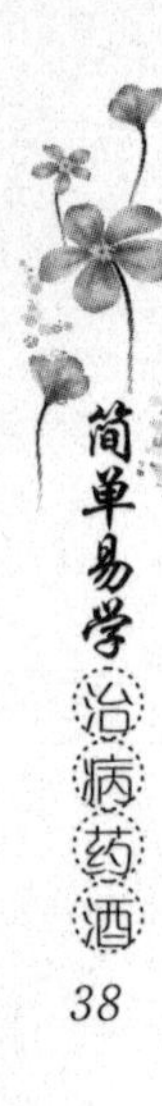

轻松减肥宜选的药酒

肥胖是人体内含有多余脂肪的一种病态，是营养过剩的表现。随着全球经济的快速发展、生活水平的日益提高、饮食结构的不断变化及体力劳动的减少，肥胖的发病率与日俱增，已成为全球首要健康问题摆在人们面前。据不完全统计，全世界的肥胖者以每 5 年翻一番的惊人速度增长，粗略计算肥胖患者数已近 5 亿。每年肥胖促成的直接或间接死亡人数已达 30 万，并有可能成为 21 世纪的头号杀手。肥胖是个仅次于吸烟之后的第二个可以预防的危险因素，与艾滋病、吸毒、酗酒并列为世界性四大医学社会问题。因此，要积极关注肥胖，了解肥胖带来的危害。那么什么是肥胖呢？一般来说，超过标准体重的 10%，称为超重，而超过 20%，就属于肥胖了。

酥梨葡萄酒

【配料】红葡萄酒 500 毫升（酒的颜色越紫红越好），酥梨 2 个，肉桂半支（约 50 克），丁香 10 克（肉桂条和丁香在中药店就能买到）。

【制法】将梨削皮，肉桂条切成细条状；削好的梨对剖去蒂，再用小汤匙把种子挖出；将所有材料放入锅中，倒入红酒（约八分满），加热至红葡萄酒沸腾即可。

【功效】主治高脂血症、肥胖症。

【用法】佐餐食用。

小贴士

越来越多的研究表明，红葡萄酒几乎可以被称为完美的“健康饮品”。除了可以抗衰老、美容外，科学家们近日又发现，喝红酒也许有助于“对抗”高脂肪饮食，帮助肥胖的人减轻体重、健康生活。同样是高脂肪形态的饮食生活，法国人却不像美国人有那么多的肥胖者，其中与法国人喜饮红酒有关。而且，地中海地区的人几乎都是健康长寿的。地中海型的饮食结构呈现出金字塔形态，主要是充分摄取通心面、面包、米饭等谷类，而且每天都配合新鲜的蔬菜、水果、豆类以及适量的橄榄油、优酪乳等。使用红酒减肥法时最好是鱼、鸡、蛋等每星期食用2～3次，瘦肉是每月2～3次，用餐的同时配合适量的葡萄酒，再加上适度的运动。

延缓衰老的药酒

老年人因脏腑虚损，消化功能下降，如仅补充大量营养物质，往往因胃不纳食、脾不运化，出现脘腹作胀、便溏诸症。另外营养物质进入体内未能分解，不为机体所用，大量食之却补益甚微，而药酒选用中药，常有补脾健胃之功能，性味温和。粳米可补脾胃，培中土。药酒剂型顺乎老年人生理特点，易于消化、吸收、进补。老年人可结合自己身体状况，合理应用，坚持服食，定可延年益寿。

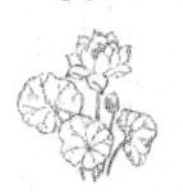

西洋参酒

【配料】西洋参 30 克，白酒 500 毫升。

【制法】将西洋参加工粗碎，置净瓶中，入白酒浸泡，加盖密封，每日振摇数下，经 15 天后便可开取饮服。

【功效】益气养阴，生津止渴。适用于少气、口干渴、疲乏无力、声音嘶哑、午后潮热、肺虚久咳、干咳、咯血等症。对于肺结核、冠心病及高热后引起的气阴两伤，均可使用。

【用法】每日早晚各 1 次，每次饮服 10～15 毫升。

小贴士

西洋参也叫西参，由于本药主要产于美洲的一些国家，因此又叫西洋参。西洋参是一种补气、养阴的中药，它和人参的作用是不一样的。西洋参虽能补气助阳，但其作用远不如人参，但西洋参在补气的同时能滋阴、生津，适用于久病阴阳两虚的患者，常用于治疗肺阴不足而引起的咳嗽、咯血、盗汗、烦渴、气少、津液不足、骨蒸劳热或久病体内生虚热、津液耗损过多等病症。在临床上常用于治疗肺结核、肠结核、伤寒以及慢性消耗性疾病，如慢性肝炎、慢性肾炎、阿狄森氏病、系统性红斑狼疮、再生障碍性贫血、白血病以及其他恶性肿瘤所致的过度虚弱及津液耗损等症。西洋参可单独应用，也可与其他补益药配伍应用，均能收到良好的治疗效果；也可将西洋参与食品配伍，制成保健食品起到一定的食疗作用。

菖蒲白术酒

【配料】石菖蒲、白术各 180 克，白酒 1000 毫升。

【制法】将石菖蒲切碎蒸透，白术切细，共盛入绢袋，与白酒同置入容器中，密封浸泡，夏秋 7 天，春冬 14 天便可服用。

【功效】化湿开窍，健脾养胃。适用于中老年人心脾两虚，表现为早衰健忘、视力减退、耳鸣、耳聋、心悸、食欲不振、腹胀便溏等。

【用法】每日 3 次，每次饮服 15～30 毫升。

人参枸杞酒

【配料】取人参、枸杞子、淮山药、辽五味子、天门冬、麦门冬、怀生地、怀熟地各 60 克，白酒 1500 毫升。

【制法】先将 8 味药切碎，入布袋，置容器中，加入白酒，密封，置入锅中，隔水加热约半小时，取出，静置 7 日后，即可服用。

【功效】益气滋阴。坚持服用，必获益匪浅。此酒适用于气阴两虚所致的四肢无力、易疲劳、腰腿酸软、心烦口干、心悸多梦、须发早白等症。凡体质偏气阴不足、无明显症状者亦可服用此酒，有保健养生之功。

【用法】每次服 10 毫升，每日早晚各服 1 次。

党参地黄酒

【配料】党参、熟地黄、枸杞子各 20 克，沙苑子、淫羊藿、公丁香各 15 克，远志肉 10 克，广沉香 6 克，栗子肉 10 克，白酒 1500 毫升。

【制法】①先将前 9 味药，共制为粗米，入布袋，置容器中，加入白酒，密封，置阴凉干燥处，经 3 昼夜后，稍打开盖，再置文火上煮沸；②取下稍冷后，加盖，再放入凉水中拔出火毒，密封后，置干燥处，经 21 天后

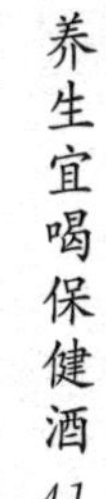

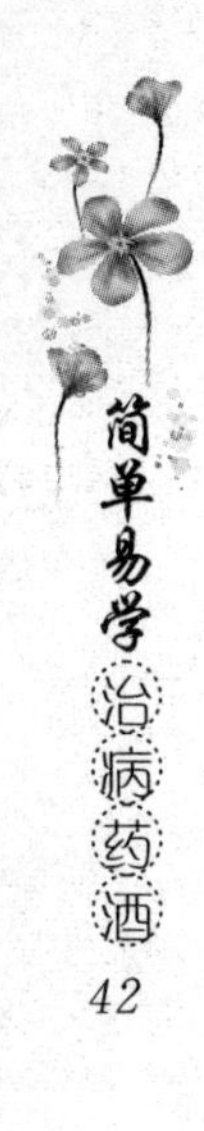

开封，去掉药袋，即可饮用。

【功效】此酒适用于肾虚、阳虚、阳痿、腰膝无力、头晕眼花、心悸、遗精、早泄、面色发白等症。无明显症状，且体质偏阳虚者，常服之，有益寿延年之功。功能补肾壮阳，益寿延年。既可治病，又可保健。

【用法】每次空腹温服10～20毫升，每日早晚各服1次。

小贴士

人参是祖国医药宝库中一颗璀璨夺目的明珠，从古至今，一直闪烁着迷人的光彩。早在两千多年前，我们的祖先就发现并利用人参防治疾病了。我国最早成书于东汉末年的药学典籍《神农本草经》称人参补五脏、安精神、定魂魄、止惊悸、除邪气、明目，开心益智，久服轻身延年。嗣后，在《伤寒论》《唐本草》以及后来的医药书籍中都有详细的记述。人参经历了任何药物所不曾经历的漫长的神话时代。经现代研究证实，人参所富含的人参皂甙、挥发油、有机酸、糖类、维生素、微量元素等对人体中枢神经系统、免疫系统、心血管系统、内分泌系统等均具有良好的调节作用，具抗休克，促进人体糖、蛋白质和脂肪代谢，增强人体抗应激能力以及抗衰老的作用。

黄精松针酒

【配料】黄精、苍术、枸杞子各25克，松针40克，天门冬20克，白酒1500毫升。

【制法】将各药共捣至细碎，用纱布包好，放置到干净酒器中，倒入醇酒，加盖密封浸泡，15日后，取出药袋，可以服用。

【功效】润养五脏，滋补肺肾，健身益寿。适用于年老体虚、病后体弱、头晕目眩、精神萎靡、腰膝不利、体倦乏力等。久服可以健身。

【用法】每次20～30毫升，早晚各1次，空腹温服。

小贴士

松针可以泡酒饮，可以鲜食，也可烘干食用松针粉，还可以煎水当茶饮。松针是松科植物油松（又名短叶松、红皮松）或马尾松、青松、赤松、巴山松、华山松、铁甲松等的嫩叶。松针气味芳香，含挥发油及糖、胡萝卜素、维生素C、维生素E、氨基酸等多种元素。其中，胡萝卜素、维生素C、维生素E有抗衰老之功效。饮松针水可以预防感冒，治疗慢性气管炎、风湿关节痛。我国古代就有吃松针、饮松针茶而获享高寿的记录。松树翠绿长青，春夏之交，可采嫩松针炒吃；秋高气爽，可采松针煎茶；寒冬数九，可采松针为菜，或将松针烘干、晒干研末加入食品中享用。

气血不足者宜喝的药酒

"虚则补之"；"形不足者补之以气，精不足者补之以味"。补益气血药酒是用具有补气血作用的药物配伍制成，用于治疗身体气血虚弱的症候，主要针对年老体弱，或多病久病，气血不足的人群。中医认为，人体的虚证包括气虚、血虚、阳虚、阴虚。气虚主要是脾、肺气虚。脾为后

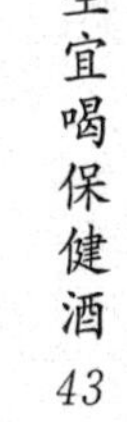

天之本，主运化水谷精微，如脾气不足，会有腹胀脘闷、神疲乏力、食少纳呆、便溏腹泻，甚则水肿、脱肛等表现；肺主一身之气，司呼吸，如肺气虚弱，会出现咳嗽气短，少气懒言，劳则气促，倦怠乏力，声微息弱，容易感冒，动则汗出等症状。常用人参、黄芪、白术、冬虫夏草等药。血虚的主要表现：面色萎黄，唇甲苍白，少华色，伴有头昏、耳鸣、心悸、健忘、失眠等。常用药物有熟地、当归、芍药、阿胶等。补血药在临床应用时常配合补气药同用，这是因为气与血相互滋生，“气为血帅，血为气母；气生则血生，气行则血行”。补益气血类药酒大多比较平和，适宜范围较广，适于中老年人经常服用。

人参补益酒

【配料】人参 30 克，熟地 30 克，枸杞子 90 克，冰糖 100 克，白酒 1500 毫升。

【制法】①将人参去芦头，烘软，切片；枸杞子去杂质，与人参、熟地同放入干净纱布袋中，扎好袋口。将药袋放入酒坛中密封浸泡，每天搅拌一次；②15 天后，将冰糖置锅中，加少量水，加热熔化煮沸，煮至微黄时，过滤去渣，待冷后加入药酒中搅匀。静置一段时间，取上清酒液即可饮用。

【功效】大补气血，安神，滋肝明目。本酒对病后体虚、贫血、营养不良、神经衰弱、糖尿病等有较好作用。无病者常饮，有强身健体、延年益寿之功。

【用法】每日 2 次，早晚饮服，每次 30 毫升。

【禁忌】饮用本酒，忌食萝卜。

人参二冬酒

【配料】人参 8 克，天门冬 12 克，麦门冬 12 克，生地 25 克，熟地

25克，茯苓6克，枸杞6克，砂仁2克，木香1.5克，沉香1克，白酒1500毫升。

【制法】①将上述各药研粗末，用布袋装，浸于酒中3天；②再用文火隔水煮30分钟，以酒色转黑为宜，取下后继续浸泡3～5天，过滤去渣即可。

【功效】补气养血。适用于气血不足、短气乏力、面色少华、须发早白、脾胃失和、脘满食少等。

【用法】每日2～3次，每次随量饮。

【禁忌】患者如有热象表现，方中可减去木香，人参用量减半。

小贴士

值得注意的是，人参的产地不同，功效也不同。吉林参与高丽参性偏温，适用于年高体虚、阳气不足的老年人。吉林白参、白参须性质平和，宜于气虚乏力、声短懒言、动则汗出的患者。选用隔水炖服的方法，用小火蒸炖1小时左右，稍冷服用。“野山参”指未经人工栽培的野生人参，这种人参生长年限比较长，补益作用较强。广泛适用于神疲乏力、少气懒言、食欲不振、失眠健忘等一切虚证。另外在服用人参的同时，不应吃萝卜、绿豆、螃蟹，也不宜饮茶。如发生感冒发热等疾病，应暂停用药。还当注意保护脾胃，若服用不当会产生腹满纳呆等副作用，影响疗效。

党参黄芪酒

【配料】党参、黄芪各50克，白酒1000毫升。

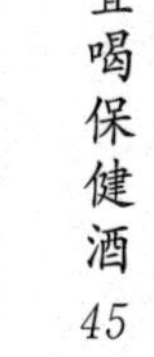

【制法】选购上好党参、黄芪，放入白酒中密封浸泡30天即可。

【功效】健脾益气，补肺固表。用于脾肺气虚的喘咳、泄泻、感冒以及气血两虚等，也可用于肾阳气不足所致的蛋白尿。

【用法】每日两次，每次15～30毫升。

小贴士

党参，因其故乡在上党而得名。全国不少地方都种植党参，党参的种类达数十种之多，但是晋东南与忻州地区出产的党参最受欢迎。明代医学家李时珍《本草纲目》把党参列入人参条目之内。其实，以植物学分类来看，党参不同于人参，党参属桔梗科，而人参属五加科，生长的形状也不同。从医药效能上看，二者功用相近，但人参的药用价值大于党参。党参的用途很广，以根入药，性平味甘，具有补中益气的功能，适用于中气虚弱、脾虚泄泻、食少便溏、面黄水肿等症。

首乌地黄酒

【配料】制首乌15克，生地黄15克，白酒500毫升。

【制法】①首乌洗净闷软，切成约1厘米见方的块，生地黄淘洗后切成薄片，待晾干水气同下入酒坛中，将白酒缓缓注入坛内，搅匀后封闭浸泡；②每隔三天搅拌一次，约10～15天之后即可开坛滤去药渣饮用。

【功效】制首乌能补肝肾，益精血，配以生地，能增补阴之效，能缓酒热之性。宜于春季大多数人饮用。

【用法】每天两次，每次 10～15 毫升。

桑叶糯米酒

【配料】桑叶 250 克，糯米 1500 毫升，酒曲适量。

【制法】①取春桑叶（农历四月桑叶茂盛时采集）和冬桑叶（农历十月采集）各半，洗净，切碎，加水煎煮 30 分钟，去渣；②以煎好的桑叶汁拌糯米蒸熟，加入酒曲，拌匀，放于温暖处发酵 20 日，榨取酒液，装瓶备用。

【功效】滋养肝肾，清利头目。用于肝肾不足，头目昏花。

【用法】每日 2 次，每次 15 毫升。

小贴士

桑树有“东方自然神木”之称，桑叶味甘，微寒，入肝、肾经，含有胡萝卜素、维生素、氨基酸、胆碱、黄酮甙等成分，可养肝阴，清头目，并有降压、降血糖作用。此酒方载于清代《养生须知》，原名“神仙延寿丹酒”，称此酒可“清上补下，调和百脉，清相火，补肝肾，聪耳明目，润肌肤，美容颜。久服老变童颜，乌须黑发，广嗣延年”。原方用桑枝，今改用桑叶。此外，制作本酒时，直接用米酒浸泡，隔水煮 1 小时，放置 10 天，亦可。

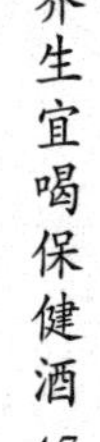

春季宜喝的保健酒

春天是阳气生发、万物萌生的季节，也是百病多发的季节，不仅流

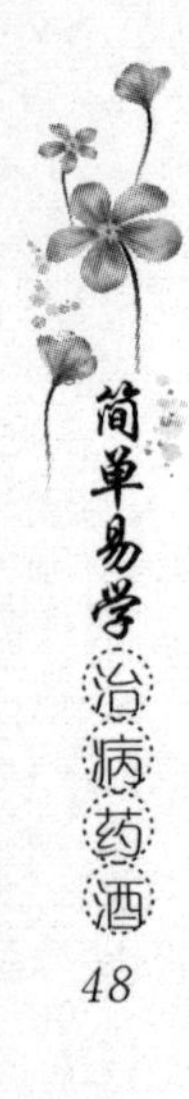

行病猖獗，如果不注意保养，一些慢性病也容易复发或病情加重，所以春天应多吃一些性味，且富含蛋白质、糖类、维生素和矿物质的食物，如瘦肉、禽蛋、牛奶、蜂蜜、豆制品、新鲜蔬菜、水果等，有利于发寒散邪，扶助阳气，而在春天食用一些有效的养生酒，既利消化吸收，又助春阳生发，是理想的春日养生食品。

春补延年酒

【配料】人参、仙灵脾、枸杞子、黄芪、首乌、党参、天麻、麦冬、甘草、大枣各 50 克，冬虫夏草 25 克，白酒 1500 毫升。

【制法】将上述各药洗拣干净，装入纱布袋中，扎紧袋口，以 50 度左右白酒密封浸泡 1 个月，即可服用。

【功效】温补气血。用于脾肾阳虚，气血双亏，老年体虚等。

【用法】每日早晚温服 15～30 毫升。

薄荷糯米酒

【配料】薄荷 20 克，糯米 200 克，酒曲适量。

【制法】将薄荷洗拣干净，放入糯米、酒曲，加入冰糖适量。

【功效】明代李时珍《本草纲目》云："薄荷，辛能发散，凉能清利，专于清风散热。故头痛、头风、眼目、咽喉、口齿诸病为要药。"中老年人春季喝些薄荷酒，可以清心怡神，疏风散热，增进食欲，帮助消化。

【用法】每日早晚温服 15～30 毫升。

莲子糯米酒

【配料】莲子 20 克，糯米 1500 毫升，酒曲适量。

【制法】将莲子用温水浸泡去皮、去芯，磨成粉状，加入淘净的糯米 1500 毫升，酒曲适量。

【功效】此粥有祛热解烦、安神养心、益肾固精、健脾之功效，对心烦失眠有治疗作用。

【用法】早晚随量饮用。

冬季宜喝的保健酒

冬季阳气收藏，阴寒较甚。冬令进补可以增强体质，抵御寒邪，而且药力蕴蓄，为春季旺盛的精力打下基础，尤其对老年人和体质虚弱者，冬季则是药补、食补的最佳季节。民间有“三九补一冬，来年无病痛”和“今年冬令进补，明年三春打虎”的谚语。但每个人需在医生的指导下采用不同的补法，以适应自身的具体情况。下面介绍几种冬季保健酒的做法。

羊肉生梨酒

【配料】嫩肥羊肉500克，大生梨3个，糯米300克，酒曲50克，白酒2000毫升。

【制法】①将羊肉切成薄片，放锅内煮烂；将生梨剜去核，切成薄片；酒曲研细末，备用；②将煮熟的羊肉放入白酒中浸泡24小时，捞出后，与梨片一同捣烂，压取汁，备用；③将糯米加水蒸至半熟，待冷后，倒入干净容器中，加入酒曲、羊梨汁等，搅拌均匀，加盖密封，放温暖处，发酵；④经10天后，开封，压去糟渣，取酒液贮瓶备用。

【功效】补气益肾，健脾润肺。适用于病后虚弱、脾胃不振、食少乏力、腰膝酸软、肺虚咳嗽等。本酒是很好的食疗保健酒方，对病后体虚者尤为适宜，可以常服。本酒与羊羔酒比较，基本相同，但加入了生梨，而增加了润肺止咳的功效。

【用法】每日3次，每次空腹服2～3小盅。

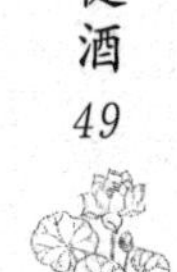

小贴士

羊肉是我国人民食用的主要肉类之一，羊肉较猪肉的肉质要细嫩，较猪肉和牛肉的脂肪、胆固醇含量都要少。冬季食用，可收到进补和防寒的双重效果。羊肉性温热，补气滋阴，暖中补虚，开胃健力，在《本草纲目》中被称为补元阳、益血气的温热补品。不论是冬季还是夏季，人们适时地多吃羊肉可以祛湿气、避寒冷、暖心胃。寒冬常吃羊肉可益气补虚，促进血液循环，增强御寒能力。

右归酒

【配料】当归、山萸肉、桂枝、炮附片、茯苓、枸杞子、鹿角、菟丝子、熟地、白酒等。

【制法】将药洗净，放入白酒中，封存100天，然后过滤去渣，装瓶备用。

【功效】温肾阳，填精血。主治肾阳不足，阴寒内盛，老年下半身常有冷感，腰酸腿软，小便不利或增多，遗尿，尺脉微弱，舌淡；或者中年人阳痿、滑精以及水肿、脾胃虚寒、呕吐腹胀、食少便溏等症。

【用法】每日2次，每次5～10毫升，早晚饮用。

【禁忌】药性偏热，故阴虚火旺者忌用。

竹黄酒

【配料】竹黄50克，白酒500毫升。

【制法】将竹黄、白酒共置入瓶中，密封浸泡1周。

【功效】祛风通络，温中止痛。适用于风湿性关节炎，坐骨神经痛，跌打损伤，虚寒性胃痛等。

【用法】每日 2 次，每次饮服 15～20 毫升。

小贴士

竹黄是一种生长在竹子上的子囊菌，子座小，长 1～4.5cm，宽 1～2.5cm，形状不规则，多呈瘤状。初期色淡，后期粉红色，龟裂。内部粉红色，肉质。比较广泛分布在南方竹林区。我国民间作为药用，治疗虚寒胃痛、风湿性关节炎、坐骨神经痛、跌打损伤和筋骨酸痛等。

缓解慢性过劳的药酒

慢性疲劳综合征是指疲劳引起的一种长期疲乏无力状态，不能通过卧床休息而缓解的全身不适、精神萎靡、手足酸软、记忆力不集中、工作效率低等一系列症候群而言。在我国的发病率为 10%～20%，在科技、新闻、广告、公务员、演艺、出租汽车司机等行业中高达 50%。慢性疲劳综合征是“21 世纪人类的最大敌人”。慢性疲劳综合征的发生是长时间的精神紧张、身心劳累、内外相因，导致人体气血阴阳失衡所致。因此，用药酒来调治能获得满意疗效。

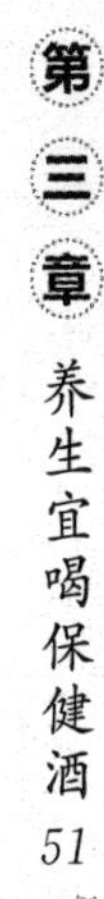

龙眼桂花酒

【配料】龙眼肉 150 克，桂花 50 克，白糖 120 克，白酒 1500 毫升。

【制法】将上两味药与白糖、白酒共置入容器中，密封静置浸泡。

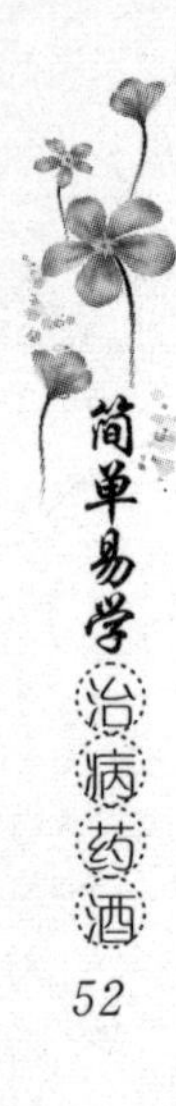

浸泡时间愈久愈佳。

【功效】益心脾，补气血，养颜。适用于思虑过度、面色不华、精神萎靡、健忘、记忆力减退、失眠多梦、心悸怔忡等症。

【用法】每日1～2次，每次饮服20～30毫升。

松叶竹叶酒

【配料】松叶150克，淡竹叶50克，蜂蜜90克，白酒1500毫升。

【制法】将松叶、竹叶洗净，切碎，晾干，与蜂蜜同放入白酒中，搅拌均匀，加盖密封浸泡30天即成。

【功效】消除疲劳，提神醒脑，对动脉硬化有辅助治疗作用。

【用法】每日1～2次，每次饮服10～25毫升。

小贴士

淡竹叶在中国食用、药用历史悠久，其中含有大量的黄酮、内酯、多糖、叶绿素、氨基酸、维生素、微量元素等营养素，淡竹叶提取物高度浓缩了黄酮类化合物和香豆素类内酯营养素，具有良好的抗自由基能力；其抗衰老、抗疲劳和免疫调节作用与花粉相当；降血脂和血胆固醇作用与银杏叶提取物相似；抗菌、消炎和抗病毒作用与茶多酚相似；镇咳祛痰，清热解毒效果胜竹沥一筹，是理想的纯天然保健营养素。

人参解困酒

【配料】人参20克，熟地黄25克，枸杞子90克，冰糖100克，白酒

1500 毫升。

【制法】①将人参去芦头，烘软，切片，枸杞子除去杂质，与白熟地同放入洁净的纱布袋中，封好袋口，把药袋放入酒中密封浸泡，每日搅拌 1 次。浸泡 15 天后，用洁净纱布过滤，取药酒备用；②将冰糖放入锅中，加少量水加热溶化煮沸，煮至见微黄时，趁热过滤去渣，待凉后加入药酒中，搅匀。静置一段时间后，取上清酒液即可饮用。

【功效】大补气血，安神，滋肝明目。适用于身体虚弱，神经衰弱，头晕目眩，腰膝酸软等。无病者常饮，有强身健体、益寿延年之功。

【用法】每日 2 次，每次饮服 15～20 毫升。

人参三七酒

【配料】人参 15 克，三七、川芎各 15 克，当归、黄芪各 30 克，五加皮、白术各 20 克，甘草 6 克，五味子、茯苓各 15 克，白酒 1500 毫升。

【制法】将药切碎，与白酒一起置入容器中，密封浸泡 15 日以上即成。

【功效】补益气血，养心安神，适用于劳倦过度，久病虚弱，或兼有失眠多梦，不思饮食，倦怠乏力等症。

【用法】早晚各 1 次，每次饮服 15～30 毫升。

菠萝砂糖酒

【配料】菠萝 1 个，赤砂糖 300 克，米酒 2000 毫升。

【制法】选取七八成熟，略带香甜味，按之稍软的菠萝 1 只，切除果柄及头部，将菠萝连皮纵切为 4 块，每块再切成厚片，放入 3000 毫升容量的广口瓶中，倒入米酒，加糖，密封浸泡，每 2～3 日略加摇动 1 次，经 1 个月左右即可饮用。菠萝取出，去皮后可以食用。

【功效】清热解渴，消暑提神，化食止泻。适用于热病烦渴、伤暑、

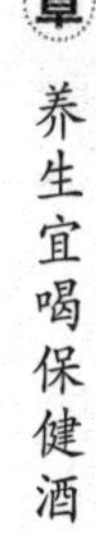

积食、泄泻等，亦可以提神，解除疲劳。

【用法】每日 2 次，每次 10～15 毫升。

小贴士

菠萝又名凤梨、菠萝蜜，味甘酸，性温。《本草纲目》载："菠萝蜜瓤味甘香，微酸，平，无毒。主止渴解烦，醒酒，益气，令人悦泽。核中仁味同，主补中益气，令人不饥，轻健。"菠萝果皮和果肉中含有较丰富的 B 族维生素和维生素 C，酒浸可以使菠萝的营养成分充分溶出。菠萝中含有的菠萝蛋白酶，具有抗炎、抗水肿及溶解纤维蛋白的作用。有过敏体质的人过食菠萝会因蛋白酶过敏而引起菠萝中毒，称为菠萝病。所以，对菠萝过敏者不可服用本酒。

果酒是人们理想的保健酒

在国内市场上，近几年出现了越来越多的果酒，如枸杞酒、青梅酒等。要说起对果酒的喜爱，恐怕哪个国家也比不过日本。在日本，几乎所有的水果都可以被制成果酒。营养学家指出，与白酒、啤酒相比，果酒的营养价值更高，对健康的好处也更胜一筹。实际上生活中所有的水果都可做果酒，是因为果酒酒精含量低，有益健康。果酒中的酒精与白酒、啤酒和葡萄酒比起来非常低，一般为 5～10 度，最高的也只有 14 度。因此，果酒可以当作饭后或睡前的软饮料来喝。另一个方面来看，果酒汲取了水果中的全部营养，其中含有丰富的维生素和人体所需的氨基酸。有时候即使生吃水果也不能吸收的营养，通过果酒却可以吸收，因为营养成分已经完全溶解在果酒里了。果酒中含有大量的多酚，可以起到抑制脂肪在人体中堆积的作用，使人不容易积累脂肪和赘肉。此外，与其他酒类相比，果酒对于护理心脏、调节女性情绪的作用更明显一些。果酒多数酸甜美味，易受到一部分人的青睐。

怎样科学选购商品果酒

（1）好的果酒，酒液应该清亮、透明，没有沉淀物和悬浮物，给人一种清澈感。果酒的色泽要具有果汁本身特有的色素。例如：红葡萄酒要以深红、琥珀色或红宝石色为好；白葡萄酒应该是无色或微黄色；苹果酒应该为黄中带绿；梨酒以金黄色为佳。

（2）各种果酒应该有各自独特的色香味。例如：红葡萄酒一般具有浓郁、醇和而优雅的香气；白葡萄酒有果实的清香，给人以新鲜、柔和之感；苹果酒则有苹果香气和陈酒脂香。

（3）目前市场上出售的果酒大部分属配制品，即由果汁经酒精浸泡后，再加入糖和其他配料，经调配色、香、味而制成。这种果酒一般酒色鲜艳，口味清爽，但缺乏醇厚、柔和感，有时有明显的酒精味。

（4）气酒是一种含有大量二氧化碳的果酒。好的气酒泡沫应该匀细而嗞嗞作响，酒液散发着水果清香，喝到嘴里可以隐约品出新鲜水果的味道，清凉爽口。

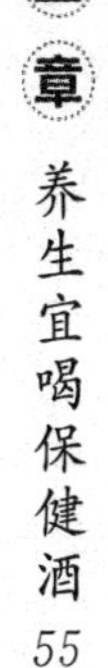

第四章

疾病防治宜喝的药酒

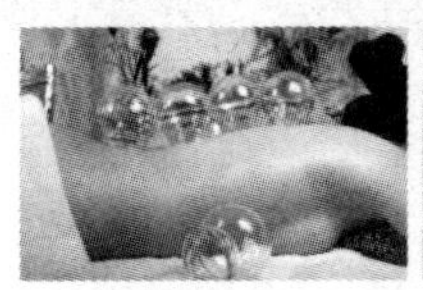 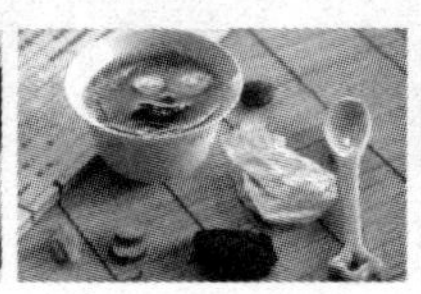 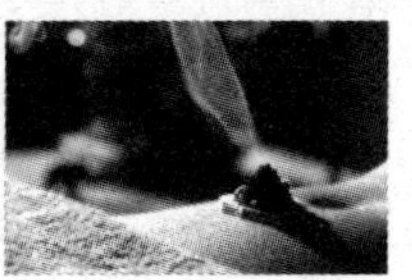

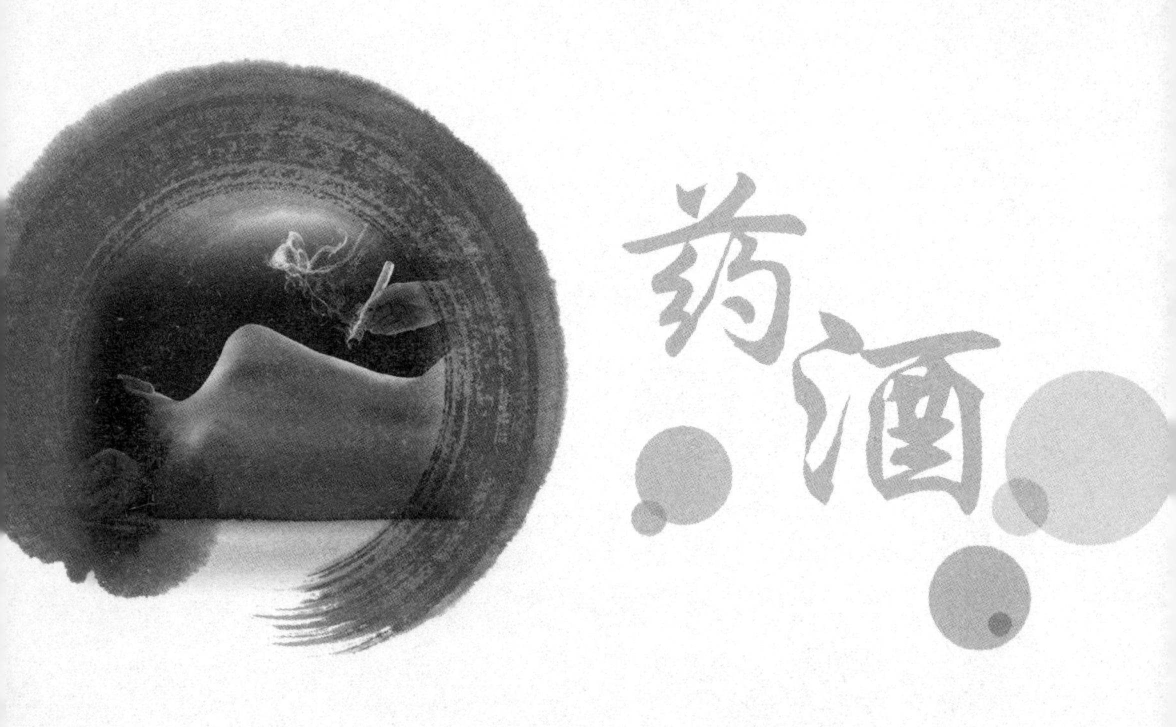

祛除老年人便秘的药酒

大便经常秘结不通，排便时间延长，或有便意而排便困难者称便秘。便秘的发生主要是由于大肠传导功能失常，粪便在肠内停留时间过长，水分被吸收，从而使粪便过于干燥、坚硬所致。膳食中纤维质太多会引起便秘，肠道阻塞会发生便秘，食物中缺少粗纤维质、饮水不足、脂肪量不够等原因，也可导致便秘。以下药酒对中老年人便秘有一定的辅助治疗作用。

嫩竹泡白酒

【配料】嫩竹 120 克，白酒 1000 毫升。

【制法】嫩竹切成片状或碎屑状，与白酒一起置入容器中，密封

12日即成。其间搅拌2次。或锯取保留两个竹隔的小嫩竹节，在一端竹节上开一个小孔，注入白酒，用塞子塞紧小孔，防止酒液外渗，在室温下静置15天即成。

【功效】清热利窍。适用于便秘、原发性高血压、痔疮等。

【用法】早晚各1次，每次饮服20毫升。

小贴士

自古以来在中药中就有竹的药用成分，比如，把淡竹的叶子称为“竹叶”，认为其具有镇静、解热、镇咳、止血的功效；另外，把2～3年生的竹秆切成圆片，用火烤后滴下的液体称为“竹沥”，竹沥对于治疗喉咙嘶哑、感冒、气喘、高热、失眠等有显效。民间发现在嫩竹中含有的水中的溶于酒精溶剂的可溶性成分对于治疗痔疮、高血压便秘等有显著效果。

桃仁米酒

【配料】桃仁60克，米酒100毫升。

【制法】将桃仁捣烂，用米酒浸10天即成。

【功效】润肠通便。适用于产后血虚便秘。桃仁具有活血祛瘀，润肠通便功能。临床用于治疗跌打损伤、瘀阻疼痛及肺痈等症。

【用法】每日2次，每次饮服30毫升。

火麻仁酒

【配料】火麻仁200克，米酒1000毫升。

【制法】将火麻仁研末，用米酒浸7天即可。

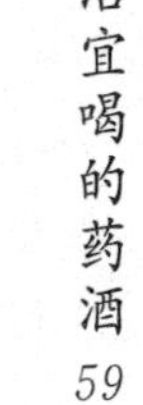

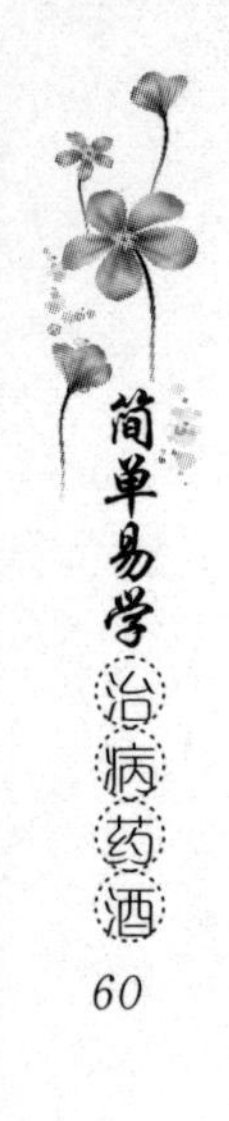

【功效】润肠通便。适用于老年或产后津伤血虚，大便干结。

【用法】每日 2 次，每次饮服 15 毫升。

小贴士

火麻仁是一味润肠通便而兼有补养作用的药物。现代研究表明，火麻仁含脂肪油、蛋白质、矿物质及多种维生素。因脂肪油可润燥滑肠，故中医常用火麻仁来治疗大便燥结，尤其适用于治疗老年人血虚津枯之便秘。另外，诸如虚弱与热积病后及产后津枯血少的肠燥便秘患者，同样很适于服用它。很多老年人因津枯肠燥而导致大便燥结，不能顺利排便，甚至有人一连好几天也解不下大便来，往往苦不堪言。遇到这种情况时，若使用猛烈的泻下药攻之，又易引起腹泻不止，且止泻后便秘依然如故，根本不能解决问题。而火麻仁既可润燥滑肠，药性又较为缓和，故老年人最好选用火麻仁或次火麻仁为主药的方剂来润肠通便。需要特别注意的是，60～120克为火麻仁的中毒剂量。因此在用药时一定要注意控制剂量。

蜂蜜红曲酒

【配料】蜂蜜 500 毫升，红曲 50 克。

【制法】将蜂蜜加水 1000 克，再加入红曲研末，混匀装入干净的瓶中，用牛皮纸封口，发酵 1 个半月，经过滤后便可饮用。

【功效】滑肠通便，润肺补中，缓急解毒。适用于肠燥便秘，肺虚久咳，特别适用于老年人，长期饮用对身体大有裨益。

【用法】随量饮之。

小贴士

蜂蜜是一种天然食品，味道甜蜜，所含的单糖不需要经消化就可以被人体吸收，对妇幼特别是老人更具有良好的保健作用，因而被称为“老人的牛奶”。蜂乳即蜂王浆，是工蜂分泌出来的用来饲喂幼虫和蜂王的食物，营养比蜂蜜高得多。蜂蜜由于其性味甘平，有润肺补中、缓急解毒、润肠通便的功效，中医将蜂蜜列为保健的上品。李时珍说：“蜂蜜入药之功有五：清热也，补中也，解毒也，润燥也，止痛也。生则性凉，故能清热；熟则性温，故能补中；甘而和平，故能解毒；柔而濡泽，故能润燥；缓可以去急，故能止心腹肌肉疮疡之痛；和可以致中，故能调和百药而与甘草同功。”

地黄羊脂酒

【配料】地黄汁 70 克，生姜汁 50 克，羊脂 150 克，白蜜 75 克，糯米酒 1000 毫升。

【制法】①将鲜生地、鲜生姜按用量榨取汁，备用；再将糯米酒倒入坛中，置文火上煮沸，边煮边徐徐下羊脂，化尽后再倒入地黄汁、生姜汁搅匀，再煮数十沸后离火待冷。②然后将白蜜炼熟，倒入药酒内搅匀，加盖固封，置阴凉干燥处，经 3 天后开封，静置澄明即成。

【功效】补脾益气，调中开胃，滋阴生津，润燥通便，养身益寿。适用于虚劳形瘦，脾胃虚弱，食欲不振，烦热口渴，阴虚干咳，肠燥便秘等

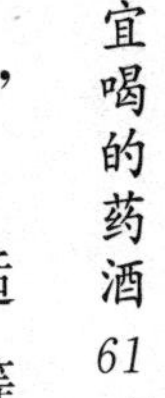

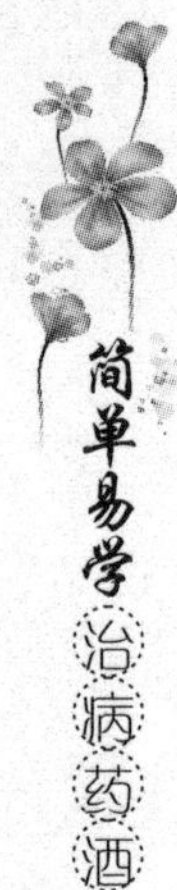

症。凡有腹满便溏以及阳虚怕冷者不宜用。

【用法】每日 3 次，每次饮服 20～30 毫升。

松子仁酒

【配料】松子仁 60 克，黄酒 500 毫升。

【制法】将松子仁炒香，捣烂成泥，备用；再将黄酒倒入小坛内，放入松子仁泥，然后置文火上煮鱼眼沸，取下待冷，加盖密封，置阴凉处。经三昼夜后开封，用细纱布滤去渣，贮入净瓶中备用。

【功效】补气血，润五脏，止渴，滑肠。适用于病后体虚，口渴便秘、羸瘦少气、头晕目眩、咳痰少、皮肤干燥、心悸、盗汗等症。大便溏泻、滑精及有湿痰者忌服。

【用法】每日 3 次，每次用开水送服 20～30 毫升。

小贴士

松子，又名海松子、新罗松子，为松科植物红松的种子。其种仁称为松子仁，是人们茶余饭后爱吃的炒货之一，被推崇为“果中仙品”。松子仁，性味甘温，含有大量的脂肪，每 100 克中约含脂肪 63 克，主要为油酸酯、亚油酸酯等不饱和脂肪酸。每 100 克松子仁中含磷质 234 毫克，对于骨骼、牙齿发育不全、患有佝偻病的儿童有辅助治疗作用。中医认为松子仁具有养血补液、滋润止咳、滑肠通便的功效，可以治疗肺燥咳嗽、老人津枯肠燥便秘。

缓解腰腿酸痛的药酒

若感受寒湿或肝肾亏虚常致腰膝酸软、关节屈伸不利、皮肤麻木不仁等。祖国医学常主张以食进补，因此对此类腰腿痛我们在这里列举一些常用的药酒，它们具有补肝肾、强腰膝、利湿热之功效，治疗腰腿疼痛效果较好。

杜仲苍术酒

【配料】杜仲15克，苍术、补骨脂、鹿角霜各10克，白酒500毫升。

【制法】将上药研成粗粉，放入瓷瓶或小坛里加入白酒，加盖封固，置阴凉处，浸泡7天后过滤即成。

【功效】湿肾散寒，除风利湿。适用于风湿性腰痛、多年腰痛等症。

【用法】每日早晚各1次，每次饮服15～20毫升。连服7天。

杜仲酒

【配料】杜仲100克，白酒1000毫升。

【制法】将已洗净的杜仲切碎，放入酒中浸泡，封盖。浸7天后可以开封饮用。

【功效】补肝肾，强腰膝。主治腰脊酸痛、劳损腰痛。

【用法】每日2次，每次15毫升。

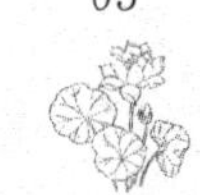

小贴士

杜仲味甘、微辛，性温，补肝肾，强筋骨。现代中医药学的研究，也证明了杜仲是有强身壮骨作用。杜仲还具有降压、安胎、利尿、抗菌作用。因此可制成多种中成药、汤剂、膏剂治疗疾病。近年来，通过对杜仲化学成分的分析，发现杜仲树皮和叶子中含有丰富的维生素E和胡萝卜素，还有维生素B_2和微量的维生素B_1，以及铜、铁、钙、磷、硼、锌等13种元素，这些都是人体需要的。杜仲的营养丰富，可以制成保健饮品（口服液、保健茶、药酒等），适当服用能够预防疾病，具有良好的保健作用。杜仲的新芽、嫩叶可作蔬菜食用，爆炒、凉拌、氽汤都味美可口。《本草纲目》记载，杜仲嫩芽作蔬菜，可祛风毒，治脚气、久积风冷、肠痔下血等。杜仲花清香四溢，又是良好的蜜源植物。

枸杞子麻仁酒

【配料】枸杞子30克，胡麻仁、生地黄各30克，火麻仁25克，糯米1500毫升，酒曲120克。

【制法】将生地黄加工碎，酒曲研末，备用；胡麻仁蒸熟后捣烂备用；再将枸杞子捣破，置砂锅中，加水3000克，煮至约2000克取下，倒入坛中待冷；糯米蒸熟；待冷后倒入坛内，加入生地、胡麻仁、火麻仁、酒曲等搅拌均匀，加盖密封，置保温处，经14天后启封，压去糟渣即成。

【功效】滋肝肾，补精髓，养血益气，润五脏。适用于虚羸黄瘦、食欲不振、腰膝酸软、遗精、视物模糊、须发早白、大便秘结等症。

【用法】每日3次，随量温饮，勿醉为度。

地黄酒

【配料】干地黄50克，白酒500毫升。

【制法】先将地黄洗净，切成薄片，倒入净坛内，注入白酒封固，浸7天以上即成。

【功效】滋阴养血凉血，舒筋通养血脉。适用于阴血不足，筋脉失养而引起的肢体麻木、疼痛或惊悸劳损，吐血鼻衄，跌打损伤等症。

【用法】每次饮服15～20毫升，以睡前饮之为佳。

牛膝薏米酒

【配料】牛膝、薏苡仁、酸枣仁、赤芍、制附子、炮姜、石斛、柏子仁各20克，炙甘草10克，白酒1500毫升。

【制法】上9味药共捣细和匀，置净坛中，以白酒浸之，封口经7天后开封。

【功效】祛风散寒除湿，养肝肾，回阳补火，舒筋脉，利关节。适用于手臂麻木不仁，腰膝冷痛，筋脉抽挛，肢节不利，大便溏泻，精神萎靡。

【用法】不拘时，温饮15～20毫升。

独活肉桂酒

【配料】独活120克，肉桂40克，秦艽70克，白酒1500毫升。

【制法】将上药切碎，装入纱布袋，与白酒同置入容器中，密封浸泡10日以上便可服用。

【功效】祛风，胜湿，通络。适用于产后外感风湿之邪，见汗出，关节疼痛，下肢酸重，风湿性关节炎。

【用法】每日可服数次，每次饮服15～30毫升。

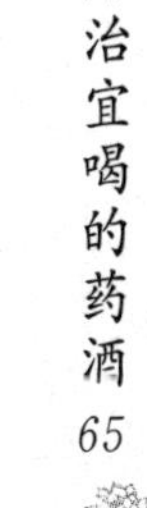

小贴士

独活性温，味辛、苦，入肝、肾、膀胱经，能祛风湿，止痛，解表，是方中主药。《别录》曰："（独活）治诸风，百节痛风无问久新者。"当归补血活血，寓"血行风自灭"之意。大豆即日常食品中的黄豆，不仅含有丰富的蛋白质、碳水化合物、脂肪、钙、磷、铁、硫胺素、核黄素等，而且有健脾宽中、润燥消水的作用。日本《动植物民间药》载：筋痛拘挛，膝痛湿痹，以黄豆煎服。三味合用，一祛风止痛，一补血活血，一祛湿止痹，不仅面面俱到，而且药性和平，颇适宜产后血虚、中风口噤者饮用。

祛除老年人尿频的药酒

老年人由于膀胱弹性降低，使得膀胱的尿液贮留量减少，容易出现尿频。冬季气候寒冷，人体软组织皮肤与血管为了御寒，呈收缩状态，此时更容易出现夜尿过频现象，不仅影响夜间睡眠，而且容易受凉。中医认为中老年人夜尿频多是肾虚衰老的表现之一。中医认为"肾主水"，意思就是肾主管全身的水液代谢，对水的输布和排泄有调节作用。随着年龄增长，肾中精气逐渐虚损，肾的主水功能失常，影响尿液的生成和排泄，出现尿少、水肿、小便无力、夜尿多、尿后余沥不尽、遗尿等症状。另外，有些中青年人由于先天不足、房事过度、久病伤肾，致使肾气亏损，肾失其封藏固摄之权，也会出现上述排尿异常现象。现代研究证实，肾虚衰老患者存在着神经内分泌系统不同环节、不同程度的功能紊乱和激素分泌失调。具体表现如下：丘脑抗利尿激素分泌减少，肾上腺皮质醛固酮分泌不足，影响肾脏对尿液的浓缩，导致尿量增多、清长；性腺分泌性激素失调，引起中老年男性前列腺肥大，阻塞膀胱颈部和尿道，致使排尿困难、尿流变细、次数增多，尤其在夜间更为明显。因此，解决中老年人夜尿频多的根本措施是适当服用一些补肾抗衰的中药和中成药，如何首乌、枸杞、补肾益寿胶囊、六味地黄丸等，以保持神经内分泌正常。生活中药酒对中老年人尿频也有一定的辅助治疗作用。

金樱首乌酒

【配料】金樱子 50 克，何首乌 30 克，巴戟天、黄芪各 20 克，党参、杜仲、黄精、鹿筋各 15 克，菟丝子、枸杞子各 10 克，蛤蚧 1 对，白酒 1500 毫升。

【制法】将上药加工成小块后，与白酒共置入容器中，密封浸泡 15 日即成。

【功效】益气生血，补肾固精。适用于气血双亏，有体质羸弱，头晕目眩，倦怠无力，遗精，早泄，小便频数而清长和遗尿等症。外感发热者勿服。

【用法】早晚各 1 次，每次饮服 20～30 毫升。

小贴士

金樱子具有固精涩肠、缩尿止带、抗痉止泻的功效。主治遗精滑泄、遗尿多尿、白带过多、脾虚泻痢、胃肠痉挛、肺虚喘咳、自汗盗汗、女子崩漏等病症。金樱子中含有大量的酸性物质和皂甙，具有制约膀胱括约肌，延长排尿时间间隔，增加每次排出尿量的作用，可用于治疗遗尿及小便频数之症。

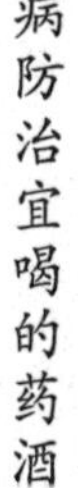

补肾缩尿酒

【配料】生地、熟地、龟板胶、鹿角胶、海狗肾、黄狗肾、四骨、海龙海

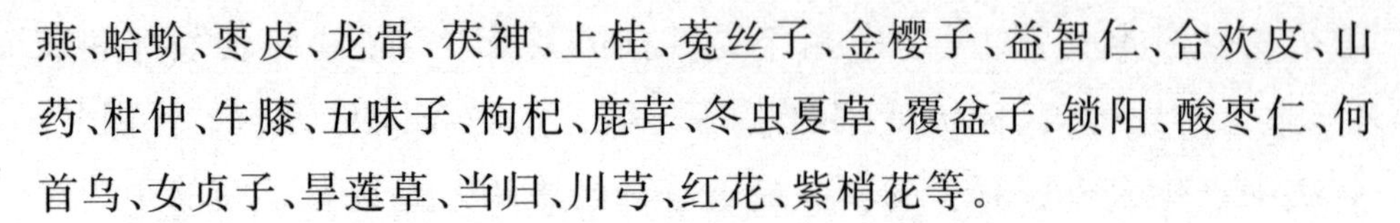

燕、蛤蚧、枣皮、龙骨、茯神、上桂、菟丝子、金樱子、益智仁、合欢皮、山药、杜仲、牛膝、五味子、枸杞、鹿茸、冬虫夏草、覆盆子、锁阳、酸枣仁、何首乌、女贞子、旱莲草、当归、川芎、红花、紫梢花等。

【制法】将上药研为细末，与酿制好的酒冲兑而成。

【功效】补肾活血，治疗前列腺增生症。有医院以本法治疗前列腺增生症60例，结果临床控制10例，显效23例，有效20例，总有效率88.3%。

【用法】每次饮用50毫升，每日饮服2次，视患者酒量及体质状况酌作加减。1个月为1疗程。一般服1～3疗程。

蛤蚧缩尿酒

【配料】蛤蚧一对（中药店有售），白酒500～1000毫升。

【制法】将蛤蚧去掉头、足、鳞片（尾巴保留，购买时无尾者不宜选），以优质38度以上白酒500～1000毫升浸泡2周。

【功效】补肾壮阳，纳气平喘。对老年人肾阳虚所致尿频、尿不净以及冬季咳喘难愈有益处。

【用法】每次饮10～20毫升，每日2次。

小贴士

蛤蚧是壁虎科的一种动物，除去内脏，用竹片撑开药用。中医认为它能补肾阳，益精血，补肺气，定喘嗽，可单用酒泡服，也可入丸散和别药配服。主治肾阳不足、精血亏虚而致的阳痿、尿频。临床上常用它来治疗虚喘，也就是说它有纳气平喘之功。现在认为，它能平喘、消炎、降血糖。特别是它的尾部，有激素样作用，也就是说能促进性欲。

黄芪尿频酒

【配料】生黄芪30克，天花粉30克，党参15克，生三棱15克，生莪术15克，生鸡内金15克，威灵仙15克，生水蛭12克，当归12克，知母12克，桃仁12克，白酒2000毫升。

【制法】上方浸入白酒中，1周后饮用，每次30毫升，每日两次，30天为1疗程。一般治疗2～4个疗程即可。

【功效】补肾活血，治疗前列腺增生症。

【用法】每次饮用25～50毫升，每日饮服2次，视患者酒量及体质状况酌作加减。1个月为1疗程。一般服1～3疗程。

猕猴桃酒

【配料】猕猴桃150克，白酒500毫升。

【制法】将猕猴桃洗净，去皮，切成块，放入酒器中，倒进白酒，加盖密封浸泡，每3天搅拌1次，经20～30天即成。

【功效】解热生津，利水通淋。适用于热病烦渴、黄疸、尿道结石、小便淋涩以及维生素缺乏等。

【用法】每日2次，每次饮10～15毫升。

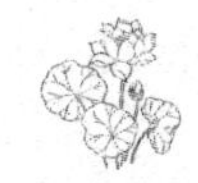

小贴士

猕猴桃被称为“世界水果之王”，有极高的营养价值，尤其是对中老年人健康有极为重要的促进作用。猕猴桃是老人、体弱多病者的良好滋补果品，其果汁是运动员选用的优良饮料，因为它具有较高的营养和医疗价值，所以曾被推为“世界水果之王”，并有“水果金矿”之美称。猕猴桃性味酸、甘、寒，无毒，有清热、利尿、散瘀、活血、催乳、消炎等功能。猕猴桃富含维生素C，目前世界上所有水果中维生素C以猕猴桃的含量最高，可达94%。

产后气血虚弱宜喝的药酒

女性产后，气血亏虚，因此需要注意营养，在产后1～2天最好吃些清淡而易消化的饮食，以后再逐渐增加含有丰富蛋白质、碳水化合物及适量脂肪的食物，如奶、蛋、鸡、鱼、瘦肉、肉汤、排骨汤及豆制品等；此外还要注意补充维生素及矿物质，可多吃些新鲜水果和蔬菜等；为了防止便秘，也要吃些粗粮。若能常服一些调养养生酒，对产后康复、母婴健康大有裨益。辑录以下药酒方，供选用。

杜仲桂心酒

【配料】杜仲（炙黴黄）60克，桂心、丹参、当归、川尊、牛膝、桑寄生、制附子、熟地黄各30克，川椒15克，白酒1500毫升。

【制法】将前11味捣碎，入布袋，置容器中，加入白酒，密封。

【功效】益肾壮腰，活血通络。主治产后虚弱、腰部疼痛、肢节不利。

【用法】每次空腹温服10毫升，日服2～3次。

糯米冰糖酒

【配料】糯米4000克，冰糖500毫升，米酒2000毫升，甜酒粉(酒曲)适量。

【制法】①先将糯米淘洗后，置盆中加水适量，在锅中蒸熟。刚熟时取出摊开降温。当降至手触糯米饭感到温手时即可均匀地撒上甜酒粉，然后装入容器中，密封。②保温24～48小时，开封加入米酒和冰糖，再次密封，次日便成。

【功效】温中益气，补气养颜。主治产后虚弱、面色不华、自汗，或平素体质虚弱、头晕眼眩、面色萎黄、少气乏力、中虚胃痛、便清等症。阴虚火旺者忌服。

【用法】每次服50～100毫升，日服1～2次。

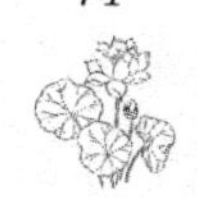

小贴士

糯米又叫江米，是大米的一种，常被用来包粽子或熬酒，是家庭经常食用的粮食之一。因其香黏滑，常被用以制成风味小吃，深受大家喜爱。逢年过节，很多地方都有吃年糕的习俗。正月十五的元宵也是用糯米粉制成。糯米味甘，性温，能够补养人体正气，吃了后会周身发热，起到御寒、滋补的作用，最适合在冬天食用。糯米的主要功能是温补脾胃，所以一些脾胃气虚、常常腹泻的人吃了能起到很好的治疗效果。糯米对脾胃虚寒、食俗不佳、腹胀腹泻也有一定缓解作用。糯米能够缓解气虚所导致的盗汗、妊娠后腰腹坠胀、劳动损伤后气短乏力等症状。糯米有收涩作用，对尿频、盗汗有较好的食疗作用。

独活肉桂酒

【配料】独活 100 克，肉桂 18 克，白酒 800 毫升。

【制法】将前两味捣碎，入布袋，置容器中，加入白酒，密封，浸泡 10 天后，过滤去渣，即成。

【功效】祛风除湿，通络止痛。主治产后体虚、复感风湿之邪所致的自汗、关节疼痛、肢酸重等症。

【用法】每日 3 次，每次 15～30 毫升。

人参当归酒

【配料】当归、白术各20克，川芎10克，人参、生地黄各15克，炒白芍15克，炙甘草、云茯苓各20克，五加皮25克，红枣、核桃肉各30克，白酒1500毫升。

【制法】上述药物共研细粒，入布袋，置容器中，加入白酒浸泡，盖严，隔水加热煮1小时后，取下待冷，密封，静置7天，过滤去渣，即成。

【功效】补气和血，调脾胃，悦颜色。主治气血两虚、面黄肌瘦、食欲不振、精神萎靡等。

【用法】每日3次，每次温服10～15毫升。

山莲藕酒

【配料】山莲藕60～100克，白酒500～1000毫升。

【制法】将上药切碎，入布袋，置容器中，加入白酒，密封，浸泡10天后，过滤去渣，即成。

【功效】润肺滋肾，舒筋活络。主治女性产后血虚及跌打损伤、腰腿痛。

【用法】每日2次，每次10毫升。

桂圆枸杞酒

【配料】桂圆肉100克，枸杞子100克，当归、菊花各30克，白酒1000毫升。

【制法】将前4味入布袋，置容器中，加入白酒，密封，浸泡30天后，过滤去渣，即成。

【功效】养血润肤，滋补肝肾。主治身体虚弱、皮肤粗糙等。

【用法】每日2次，每次10～15毫升。

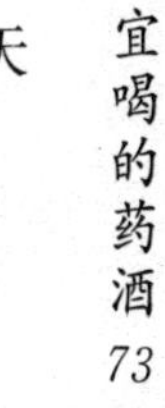

小贴士

山莲藕又叫牛大力，具有补虚润肺、强筋活络的功效，用于腰肌劳损、风湿性关节炎、肺结核、慢性支气管炎、慢性肝炎、遗精、白带。但凡血少燥热者，不宜食用牛大力。牛大力除拥有独特香气外，还含有丰富食物纤维，有助改善便秘。而选择牛大力时要择细较好，否则中心呈有木质就不好吃，另外牛大力近皮部分味道也不错，所以煮时用刀背轻轻将皮刮走即可，如果觉得灰味太重，也可以先用水浸透去除灰味。

山茱萸酒

【配料】山萸肉 60 克，米酒 500 毫升。

【制法】将山萸肉浸于米酒中，以文火加热至沸，取下待冷，密封置阴凉处，经常摇动，7 日后即可。

【功效】补肝肾，止汗。适用于产后盗汗。

【用法】每日早晚各 1 次，每次服 50 毫升。

乌鸡米酒

【配料】雄乌骨鸡 1 只，米酒 1500 毫升。

【制法】将乌骨鸡去毛及内脏，洗净，切成小块，上锅加调料炒熟；将炒熟的鸡肉放入酒坛内，倒进米酒，加盖密封浸泡，经常晃动酒坛，5～7 天即可。

【功效】养阴补虚。适用于女性产后虚痨羸瘦、脾虚滑泄等。

【用法】每日 3 次，每次不拘量，随饮。服用时取上清酒液，鸡肉可食用。

小贴士

乌鸡又称乌骨鸡，它们不仅喙、眼、脚是乌黑的，而且皮肤、肌肉、骨头和大部分内脏也都是乌黑的。从营养价值上看，乌鸡的营养远远高于普通鸡，吃起来的口感也非常细嫩。至于药用和食疗作用，更是普通鸡所不能相比的，被人们称作“名贵食疗珍禽”。乌鸡与一般鸡肉相比，乌鸡有10种氨基酸，其蛋白质、维生素B_2、烟酸、维生素E、磷、铁、钾、钠的含量更高，而胆固醇和脂肪含量则很少，难怪人们称乌鸡是“黑了心的宝贝”。所以，乌鸡宜于补虚劳、养身体。中医认为乌骨鸡有补虚劳羸弱，治糖尿病，益产妇，治女性带下及一切虚损诸病的功用。中成药中的乌鸡白凤丸，是滋养肝肾、养血益精、健脾固冲的良药。适合一切体虚血亏、肝肾不足、脾胃不健的人食用。

母鸡参芪酒

【配料】老母鸡1只，人参30克，黄芪30克，白术30克，茯苓30克，麻黄根30克，煅龙骨30克，煅牡蛎30克，黄酒5000克。

【制法】①将母鸡去毛及内脏，洗净，切成小块；②其余各药物加工成粗颗粒，装纱布袋中，扎紧袋口；③将母鸡肉和药袋共同放砂锅内，倒入黄酒，以文火煎煮，约剩酒3000克左右，去药袋和鸡肉，酒液过滤贮藏备用。

【功效】补益气血，强身止汗。适用于女性产后虚弱，汗出不止。

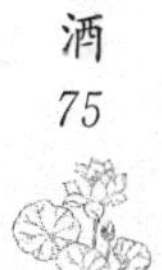

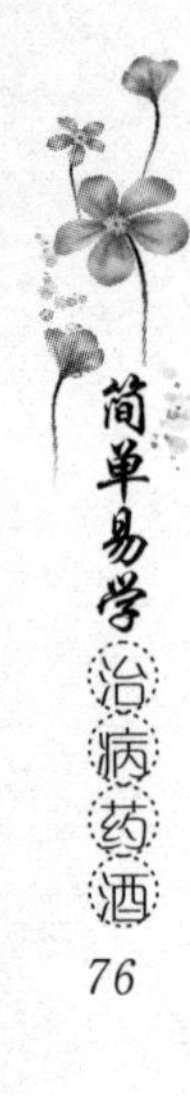

【用法】每日 3 次，每次适量温饮。鸡肉亦可随意服食。

轻松解除痛经的药酒

痛经是指女性在经行前后，或正值经期，发生小腹或腰部疼痛，甚至剧痛难忍，随着月经周期持续发作而言。发生的原因主要是血气运行不畅所致。因为经水为血所化，而血又随气运行，若气充血旺，气顺血和，则经行通畅无阻，自然无疼痛之患。如血气虚少，肝肾亏虚，寒邪凝滞，气滞血瘀，导致经行滞涩不畅，不通则痛也。因此，对痛经在辨证论治的同时，辅以药酒调养，可收事半功倍之效。

红花苏木酒

【配料】红花 5～10 克，苏木 10 克，川芎 5 克，当归 8 克，桂枝 10 克，黄酒 1500 毫升。

【制法】将上述各药加入黄酒，同煎 20～30 分钟，去渣，分为两份。

【功效】活血通经止痛。适用于月经困难，痛经。

【用法】每日两次，每次 1 份，温服。

红花红糖酒

【配料】红花 200 克，白酒 1000 毫升，红糖适量。

【制法】将红花洗净，晾干表面水分，与红糖一同装入纱布袋中，封好袋口，放入盛有白酒的瓶酒坛中，加盖密封，每天摇晃 1 次，浸泡 7 天即可饮用。

【功效】活血通经，散瘀止痛，养血。用于女性血虚、痛经以及冠心病心绞痛、跌打损伤等症。

【用法】用于养血补血和血，每次 5 毫升，开水调服，每日 2 次。用于治疗瘀血痛经、心绞痛、跌打损伤，每次 20～30 毫升，每日 2 次，早晚服。

小贴士

红花又称南红花、草红花。此药味辛温，入肝、心二经。其有活血通经、祛瘀止痛的作用，它可以治疗瘀血凝结引起的经闭，产后瘀血腹痛，关节痹痛以及跌打损伤等。红花小剂量服用可以养血，中量活血，大量则可以破血。除此以外，还有一种西红花，也叫藏红花，原产于欧洲及东南亚地区，味甘，性寒。西红花作用较红花强，除活血、养血外，还有清热解毒功能，故可以用于热入营分的发斑发疹大热之证。

首乌生地酒

【配料】制何首乌 150 克，生地 50 克，白酒 1000 毫升。

【制法】①将首乌洗净，焖软，切片；生地洗净，切片，晾干水气。②将二药同入酒中，密封浸泡，隔日搅拌 1 次，两周后开封，过滤去渣，即可。

【功效】补肝肾，益气血。用于肝肾不足所致的痛经。

【用法】每日 2 次，每次 15～20 毫升。

当归益母酒

【配料】益母草 200 克，当归 100 克，白酒 1000 毫升。

【制法】益母草切碎，当归切片，装入纱布袋中，扎紧袋口，置酒中密封浸泡 30 天，取酒液服用。

【功效】活血养血调经。用于治疗痛经，月经量少或延期，小腹胀痛，甚或闭经等。

【用法】每晚温服 10～20 毫升。

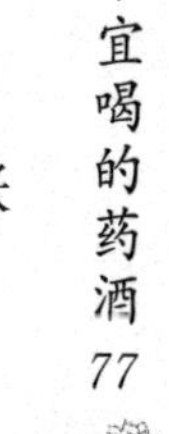

小贴士

当归入药，由来已久，早在《神农本草经》中就将它列为可补可攻的中品药，既可扶正补养，又可攻邪治病。当归的首要功效就是补血。血虚引起的头昏、眼花、心慌、疲倦、面少血色、脉细无力，最宜使用当归。著名的当归补血汤，就由当归和黄芪组成。如果再加入党参、红枣，补养气血的功效更强。当归又是妇科要药，因为当归不仅能补血，而且能活血，最宜用于妇女月经不调。由当归与熟地黄、白芍、川芎配伍而成的四物汤，就是妇科调经的基本方。经行腹痛，可加香附、延胡索；经闭不通，可加桃仁、红花。当归也宜用于疼痛病证。因为当归有温通经脉、活血止痛的功效。无论虚寒腹痛，或风湿关节疼痛，或跌打损伤瘀血阻滞疼痛，都可使用当归。由此可见，驰名中外的当归，确实不愧为血家圣药和妇科要药。

当归元胡酒

【配料】当归 15 克，元胡 15 克，制没药 15 克，红花 15 克，白酒 1000 毫升。

【制法】将上述药物共捣碎，用纱布袋装，浸于酒中，密封 7 天，即可。

【功效】活血，理气，止痛。适用于女性月经欲来腹痛。

【用法】每日早晚空腹各服 15～20 毫升。

茶根茴香酒

【配料】茶树根、小茴香各 15 克，老母鸡 1 只(去毛及内脏)，黄酒、米酒、红糖、食盐备适量。

【制法】①于月经来时，将茶树根和凌霄花根切碎，置容器中，加入黄酒适量，密封，隔水同炖 2～3 小时，待冷，去渣，加入红糖和服；②于月经尽后第 2 天，将小茴香与老母鸡同炖烂，加少许米酒和食盐服用。

【功效】健脾补肾，温经散寒，调经助孕。主治痛经、不孕症等。

【用法】每月 5 剂，连服 3 月。

小贴士

小茴香又名茴香、蘹香、小茴、小香、角茴香(浙江)、刺梦(江苏)、香丝菜、谷香、谷茴香等。其气味香辛、温和，带有樟脑般气味，微甜，又略有苦味和炙舌之感。小茴香是家喻户晓的调味品，不仅小茴香的种实是调味品，而且它的茎叶部分也具有香气，常被用来作包子、饺子等食品的馅料。中医认为小茴香味辛，性温。长于理气散寒，有消胀、止痛之效。小茴香所含挥发油能促进肠胃蠕动和分泌，故能排肠内积气，并有祛痰作用。适用于疝气、小腹痛、腹胀痛、肾虚、腰痛、胃痛、呕吐、干湿脚气、产妇乳少、睾丸肿痛、睾丸鞘膜积液、胃肠弛缓下垂、痛经、气滞胁痛等病症的辅助治疗。

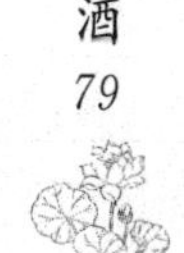

山楂当归酒

【配料】干山楂片500毫升，当归30克，白酒500毫升。

【制法】将干山楂片洗净，去核，当归用纱布袋装，一同放入酒瓶中，倒入60度左右白酒至满瓶，密封浸泡，每日摇动1次，7天可以服用。

【功效】活血，舒筋，消导。适用于劳力过度、身痛疲倦、女性痛经、冠心病以及心绞痛。亦可助消化，降血脂。

【用法】每日2次，每次10～20毫升。酒服完，山楂可以拌白糖食用。

山楂桂圆酒

【配料】山楂、桂圆各250克，红枣、红糖各30克，米酒1000毫升。

【制法】①将新鲜山楂洗净，挖去核，切片；红枣去核，捣碎，与桂圆肉一同装入酒瓶中；②倒入米酒和红糖，加盖密封浸泡，每天摇晃1次，经2周后，开封即成。

【功效】消食积，散瘀血。适用于劳动过力引起的身痛疲劳以及痛经、腰痛、女性产后恶露不尽、进食肉类过多所致消化不良等。

【用法】每日晚餐时或临睡前饮服15～30毫升。

小贴士

山楂是食物也是药，除了可以鲜食外，还可切片晒干、制汁、造酒，或加工成糖葫芦、山楂糕等。山楂是中国的原产植物，已有三千多年的悠久历史，开花结果时景色很漂亮，是观花观果的良好树种。其药材有北山楂、南山楂之分。北山楂主产于山东、河南、河北，为植物山楂的果实；南山楂主产于浙江、江苏，为野山楂的果实，它生长于山坡杂林中。现代药理研究表明，山楂能起收缩子宫的作用，对于产后瘀血阻滞而致腹痛者，可用山楂桂圆酒辅助治疗。

女性产后腹痛宜喝的药酒

分娩后下腹疼痛，称作“产后腹痛”。有的人腹部疼痛剧烈，而且拒绝触按、按之有结块、恶露不肯下，此是瘀血阻在子宫引起；有的人疼痛兼有冷感，得热痛感减轻、恶露量少、色紫、有块，此是寒气入宫、气血阻塞所致。本病大多是瘀和寒引起，但也有失血过多子宫失于滋养而表现隐痛空空、恶露色淡的。药酒治疗是最为方便的方法之一。

羌活止痛酒

【配料】羌活 15 克，用醇酒一杯煎约半杯（35 毫升）。

【制法】羌活一味，以醇酒煎。

【功效】主治产后中风腹痛。

【用法】每日 3 次，每次饭前温服 15 毫升。

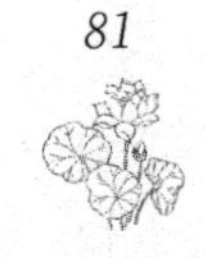

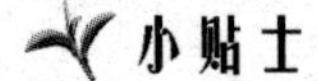
小贴士

羌活功能发散风寒，祛风止痛。用于感冒风寒，兼有头痛、身痛为主，常配防风、白芷等药同用。羌活祛风湿的作用也甚为显著，为祛风胜湿常用之品，但一般认为本品以风湿痹痛在身半以上者为宜，如周身痹痛，可配防风、独活等同用。对于头痛病症，多配合川芎、细辛等应用。作为发汗解表药时，应将它的祛风止痛功效密切结合起来，即在临床上用于风寒表证时，必须兼有头痛或骨节疼痛等症，才考虑使用。至于用治风湿痹痛，不论有无表证，都可应用。根据近年来临床实践体会，本品退热的功效很好，可配合清热药如蒲公英、板蓝根等品治风热表证，而且一般在热退之后无再度发热现象。

当归地黄酒

【配料】生地炭 50 克，当归尾 50 克，黄酒 500 毫升。

【制法】将上药共研碎，纳酒中煎煮数百沸，去渣饮服。

【功效】养血活血，化瘀止痛。适用于产后瘀血不去、崩中、腹痛。

【用法】每日 3 次，每次温饮 30 毫升。

当归肉桂酒

【配料】当归 40 克，肉桂 30 克，续断 40 克，川芎 40 克，干姜 20 克，白芍 60 克，麦冬 40 克，吴茱萸 60 克，生地 100 克，甘草 30 克，白芷 30 克，黄芪 50 克，大枣 20 枚，黄酒 2000 毫升。

【制法】将上述药物共研碎，用纱布包，置于酒中浸泡1天；加水1000毫升，上文火煎煮，煮取1500毫升，过滤去渣，装瓶备用。

【功效】温补气血。适用于产后气血虚弱，小腹疼痛，肢体麻木，头痛等。

【用法】每日3次，每次饭前温服20毫升。

玄胡止痛酒

【配料】玄胡10克，白酒300毫升。

【制法】将玄胡入酒中浸泡3天，即可饮用。

【功效】活血，理气，止痛。本药酒能治疗气痛、瘀痛，用于气血凝滞引起的两胁作痛、胃腹疼痛、痛经、疝痛及肢体疼痛等。主治产后少腹疼痛，拒按，恶露量少滞涩，有紫黑瘀血块，面色青紫，舌有紫点或瘀斑，脉弦涩。

【用法】每日2次，每次饮用15～20毫升。

泽兰米酒

【配方】泽兰30克，米酒300毫升。

【制法】将上药共煎，饮时再加少量米酒。

【主治】活血化瘀，行水消肿。适用于产后少腹疼痛，拒按，恶露量少滞涩，有紫黑瘀血块，面色青紫，舌有紫点或瘀斑，脉弦涩。

【用法】每日2次，每次饮用15～20毫升。

调理月经的药酒

月经不调是泛指各种原因引起的月经改变，包括周期、经期与经量的变化。女性月经先期，月经后期，月经先后无定期，经期延长，月经过多或过少，均属于月经不调的范畴。其见于多种妇科疾病。引起月经

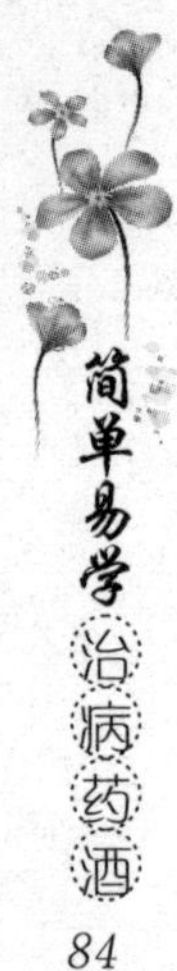

不调的原因有两大类：一是神经内分泌功能失调引起；二是器质性病变或药物等引起。而药酒方对月经不调治疗具有很好的疗效，患有此症的女性不妨一试。

益母泽兰酒

【配料】益母草25克，泽兰叶15克，红砂糖30克，黄酒、水各适量。

【制法】用等量水与黄酒煎煮益母草和泽兰，煎取100毫升左右药液，即可。

【功效】活血通经。用于月经量过少，或经来腹痛，月经不下。

【用法】每日1～2次，温热顿服。5日为1疗程。

小贴士

益母草，别名茺蔚、坤草，是一种草本植物。性微寒，味苦、辛，可祛瘀生新，活血调经，利尿消肿，是历代医家用来治疗妇科疾病之要药。现代医学研究证明，益母草含益母草碱、水苏碱、益母草定、益母草宁等多种生物碱及苯甲酸、氯化钾等。据现代临床及动物实验证明，益母草浸膏及煎剂对子宫有强而持久的兴奋作用，不但能增强其收缩力，同时能提高其紧张度和收缩率。所以，益母草是历代中医用来治疗妇科疾病的良药。益母草含有多种微量元素：硒具有增强免疫细胞活力、缓和动脉粥样硬化之发生以及提高肌体防御疾病功能体系之作用；锰能抗氧化、防衰老、抗疲劳及抑制癌细胞的增生。所以，益母草能益颜美容，抗衰防老。

当归阿胶酒

【配料】当归 30 克，阿胶 30 克，生地 30 克，白芍 30 克，黄柏 30 克，知母 30 克，香附 30 克，艾叶 30 克，甘草 18 克，黄芩 30 克，黄连 18 克，川芎 15 克，白酒 2500 毫升。

【制法】除阿胶外，其余各药加工成粗颗粒状，用布袋装，扎口，置于酒坛中；倒入白酒，加盖密封，置阴凉处，经常摇动；两周后启封，取出药袋，将阿胶加水加热溶化后，倒入酒内，搅拌匀，静置过滤，装瓶备用。

【功效】凉血，固经。适用于女性月经先期。

【用法】每日 3 次，每次 20～30 毫升。

阿胶黄酒

【配料】阿胶 50 克，黄酒 500 毫升。

【制法】将阿胶、黄酒一起放入锅内，用文火煮至阿胶溶化，即可。

【功效】滋阴补血，安胎止血。适用于月经不调，崩漏，咳血，胎漏等。

【用法】每日 2 次，月经前后随量饮服，不可令醉。

枸杞杜仲酒

【配料】枸杞 60 克，杜仲 25 克，白酒 500 毫升。

【制法】将杜仲切碎，枸杞捣；浸入酒中，经常晃动 7 天可成。

【功效】补益肝肾。适用于肝肾不足引起的月经不调、先后不定期、经来量少、色淡清稀，伴头晕目眩、耳鸣、腰膝酸软等。

【用法】每日 2 次，每次 15～30 毫升。

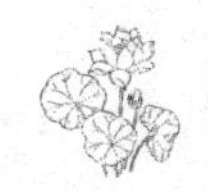

小贴士

阿胶味甘，性平，归肺、肝、肾经，是驴皮经漂泡去毛后熬制而成的胶质块，所以又叫驴皮胶。早在两千多年前，《神农本草经》就把它列为上品，认为阿胶主治腰腹疼痛、四肢酸痛以及妇女各种出血与胎产病症。后人将它与人参、鹿茸一起，并称为冬令进补三宝。现代临床通常取阿胶滋阴补血、止血安胎、益气补虚的功效，用于治疗眩晕、心悸、失眠、久咳、咯血、吐血、尿血、便血、衄血、崩漏、月经不调、滑胎等病症。阿胶能发挥养血、补血、益气等多种效用，对老年久病体质虚弱者，有减轻疲劳、抗衰益寿的作用，对久病体虚，出血后出现的晕厥、便秘也有一定的作用。需要说的是，阿胶滋补作用虽然很强，但性偏滋腻，有碍脾胃运化，只适宜于胃肠吸收功能正常者服用。脾胃虚弱、食欲不振、呕吐腹泻者，则不宜服用。

当归川芎酒

【配料】当归 10 克，川芎 9 克，吴茱萸 9 克，白芍 9 克，茯苓 9 克，陈皮 9 克，延胡索 9 克，丹皮 9 克，熟地 18 克，制香附 18 克，小茴香 6 克，砂仁 6 克，白酒 1000 毫升，米酒 500 毫升。

【制法】先将以上药物扎碎，放砂锅中，倒入白酒与米酒，在火上煎煮 1 小时，候冷，过滤去渣，装瓶备用。

【功效】补气理血，活血调经。适用于女性月经不调、先后不定期。

【用法】每日早晚各1次，每次随酒量饮服。

茴香桂枝酒

【配料】小茴香60克，桂枝30克，黄酒1000毫升。

【制法】将桂枝、茴香切碎，装纱布袋内，置于黄酒中，密封浸泡，经常摇动，7日后开封，去除药袋，过滤备用。

【功效】温经通阳。适用于经期延后、色暗量少、小腹冷痛等。

【用法】每日早晚各服1次，每次15～20毫升。

小贴士

痛经期间，患者可适当吃些有酸味的食品，如酸菜、食醋等，酸味食品有缓解疼痛的作用。有人认为，痛经患者适量饮点酒能通经活络，扩张血管，使平滑肌松弛，对痛经的预防和治疗有作用。如经血量不多可适量地饮些葡萄酒，能缓解症状，在一定程度上还能起到治疗作用。葡萄酒由于含有乙醇而对人体有兴奋作用。情绪抑郁引起痛经者适当喝点儿葡萄酒，能够起到舒畅情绪、疏肝解闷的作用，使气机和利。另外，葡萄酒味辛、甘，性温，辛能散能行，对寒湿凝滞的痛经症，可以散寒祛湿，活血通经；甘温能补能缓，对气血虚弱而致的痛经，又能起到温阳补血、缓急止痛的效果。

当归远志酒

【配料】当归、远志各120克，甜酒1500毫升。

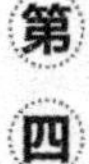

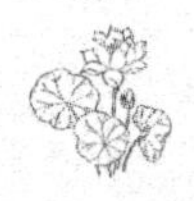

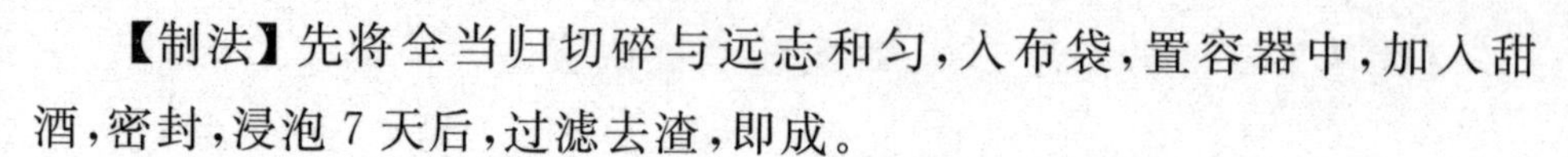

【制法】先将全当归切碎与远志和匀，入布袋，置容器中，加入甜酒，密封，浸泡 7 天后，过滤去渣，即成。

【功效】活血通经，调和气血。主治女性月经不调，或气血不足，不能受孕。

【用法】每日早晚各服 1 次，每次 15～20 毫升。

女性闭经宜喝的通经酒

闭经是妇科常见的一种症状，凡已过 18 周岁月经尚未来潮的称为原发性闭经，既往曾有过正常月经现停经 3 个月以上的称为继发性闭经。至于青春期前、妊娠期、哺乳期以及绝经期后的无月经都属生理现象。还有某些女性有月经但是因为生殖道下段如子宫颈、阴道、处女膜、阴唇等处的先天性缺陷或后天性损伤造成粘连闭锁，月经血不能外流，这种情况属于隐经或称为假性闭经。总的来讲，闭经的原因有先天性子宫或卵巢发育不全，后天下丘脑-垂体-卵巢轴功能失调所致的卵巢排卵障碍等。闭经引起不孕的原因：一是由于某些疾病引起下丘脑-垂体-卵巢轴某一环节功能失调所导致卵巢无排卵；二是由于子宫本身病变使孕卵无法生长或着床。以下药酒对女性闭经有一定的辅助治疗作用。

牛膝参归酒

【配料】怀牛膝 50 克，香附 25 克，党参 25 克，红花 15 克，当归 25 克，肉桂 15 克，白酒 1000 毫升。

【制法】上药切碎，用白酒 1000 毫升浸泡 7 日即成。

【功效】行气活血，养血调经，用于闭经。本方党参、肉桂益阳健脾，香附、红花、当归理气活血，牛膝引药下行。所以本方适用于阳虚气弱造成的血凝经闭。

【用法】早晚各服1次，早上5～10毫升，晚上10～20毫升，服至月经来潮时为止。体强者可增加服药剂量至20～30毫升，以缩短治疗时间。

【禁忌】需要注意的是，孕妇、心脏病患者、支气管哮喘患者、白带过多者等不宜使用。

牛膝通经酒

【配料】牛膝50克，麻子仁（蒸）20克，桃仁（熬、去皮尖双仁）10克，白酒500毫升。

【制法】上药以酒渍5日。

【功效】通经，治疗闭经。

【用法】每日1次，每次15～20毫升。

小贴士

从前有位行医卖药之人，死前将一秘方传给他的得意门生说："这种药草是一个宝，用它制成药，能强筋骨，补肝肾，药到病除。"徒弟接过一看，这药草上长叶的部位膨大，其形状像牛的膝头，为了好记，就叫它牛膝。怀牛膝为"四大怀药"之一，根可药用，生品有散瘀血、清痈肿的功效，主治咽喉肿痛、高血压病、闭经、胞衣不下、跌打损伤等症；酒制品补肝肾、强筋骨，主治肝肾不足、腰膝酸痛、四肢无力、风湿痹痛等症。

当归红花酒

【配料】当归15克，红花15克，白酒500毫升。

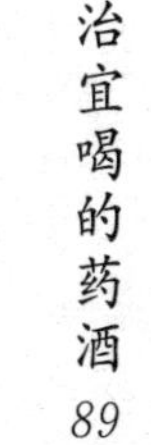

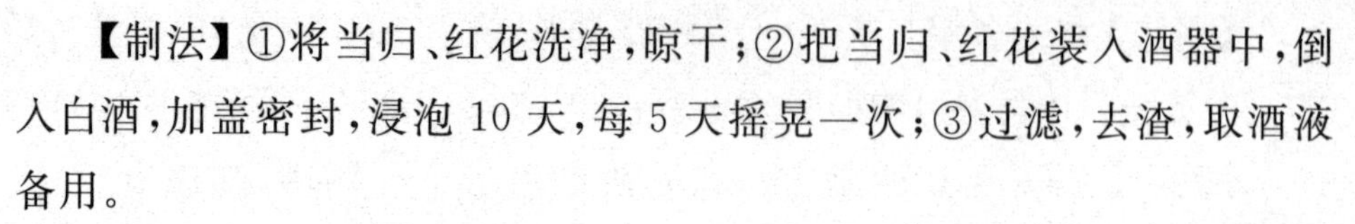

【制法】①将当归、红花洗净，晾干；②把当归、红花装入酒器中，倒入白酒，加盖密封，浸泡 10 天，每 5 天摇晃一次；③过滤，去渣，取酒液备用。

【功效】活血祛瘀，调经止痛。用于妇女月经延期而经量偏少、经色暗、有血块、痛经、闭经等。

【用法】每日 2 次，每次 10 毫升。本酒用于痛经时，应于月经前2～3天开始服用，每日 2 次，每次 5 毫升，至痛经停止时停服。若用于调经，则应于月经干净后服，7～10 天为 1 个疗程。不能饮酒者，可将药酒隔水炖 10 分钟，让酒精挥发一部分再服用。

枸杞常春酒

【配料】枸杞子 200 克，常春果 200 克，白酒 1500 毫升。

【制法】将常春果和枸杞子捣碎，用干净纱布袋包好，扎紧袋口，放入酒器内，倒入白酒，加盖密封浸泡 10 天左右，即可饮用。

【功效】乌须发，悦颜色，强腰膝，久服健身。可治疗身体瘦弱、腹中冷痛、妇女痛经、闭经。

【用法】每日 3 次，每次 15～20 毫升。

小贴士

常春果，为五加科植物常春藤的果实，又名“常春藤子”，性味甘温而无毒。《本草拾遗》中说此药“主风血羸老，腹内诸冷闭，强腰脚，变白。”枸杞滋补肝肾，强腰明目，二者一同泡酒饮服，可以滋肝补肾，温中祛寒，活血通络，既扶正又祛邪。但有虚热者不宜服。

女性阴冷滋补药酒

性冷淡是中老年女性常见的性问题，医学上把女性性生活缺乏快感以至漠然、厌恶，称之为“阴冷”。出现这种情况的原因很多：首先是夫妻性生活不和谐，夫妻欠缺感情，女性在感情上对丈夫没有倾情之感，也就是说大多数性冷淡的女性是由于情绪抑制、恐惧、性生活不协调等原因造成的。其他诸如卵巢机能不足、肾上腺皮质和脑垂体分泌腺功能的失调等也可造成女性阴冷。阴冷的治疗主要是解除对性生活的紧张和厌恶情绪，需要夫妇双方密切配合，互相体谅，在有经验的医生的指导下，以心理治疗和性生活的引导为主，适当配以饮食疗法是可以治愈的。有阴冷现象的女性，对此宜里外配合，注意性交前的准备与诱导，同时可以尝试一些女性助性药酒。

人参羊藿酒

【配料】人参 15 克，淫羊藿 30 克，枸杞子 30 克，蛤蚧 15 克，益智仁 20 克，白酒 1500 毫升。

【制法】将上药及白酒置于瓶中，加盖密封，60 天可以服用。

【功效】温补肾阳，益精补血。适合于肾阳虚衰型女性性欲低下患者服食。

【用法】每晚睡前饮 15～20 毫升。量小者喝少些，1 次量不超过 50 毫升。

人参鹿茸酒

【配料】人参 30 克，鹿茸 10 克，白酒 1500 毫升，冰糖 50 克。

【制法】将人参、鹿茸、冰糖放入瓶中，加盖密封，60 天后服用。

【功效】温补下元，生精补血，壮阳健骨。本药酒最适合于肾阳虚

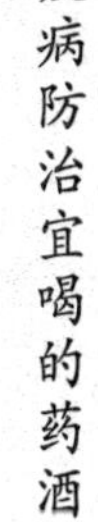

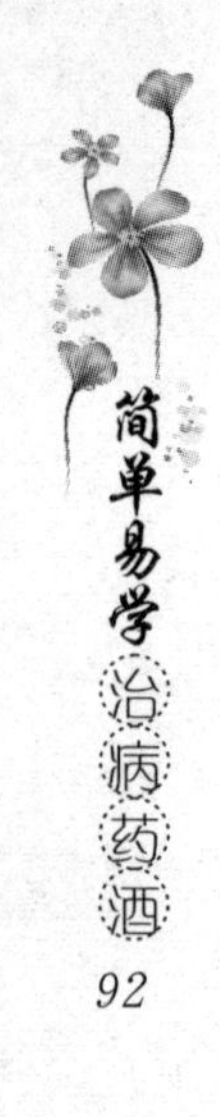

衰型女性性欲低下的患者服用。

【用法】每晚睡前饮20～30毫升，每天1次。

小贴士

淫羊藿又名仙灵脾，中医认为其味辛、甘，性温，入肝、肾二经，具有补肾壮阳、祛风除湿、止咳平喘、益气强心等功效，可用于男子不育、阳痿、尿频、早泄、遗精、女子不孕及虚喘久咳、筋骨萎软、风湿痹痛、麻木拘挛等症。现代实验揭示：淫羊藿能增加动物精液分泌，刺激感觉神经，间接兴奋性欲而具催淫作用。淫羊藿提取液具有促进雄性激素分泌的作用，其效力甚至强于海马和蛤蚧，可使精液变浓、精量增加，所以淫羊藿又有“媚药之王”之称。

鹌鹑菟丝酒

【配料】鹌鹑1只，菟丝子15克，肉苁蓉15克，白酒1500毫升。

【制法】将鹌鹑闷死，去毛和内脏，洗净，切成小块，与菟丝子、肉苁蓉一起放入酒瓶中，密封浸泡半个月，取酒饮服。

【功效】滋肾壮阳，补肾固精，强骨抗衰。适用于阴虚阳亏、头晕目眩、腰膝酸软、遗精早泄、阳痿、未老先衰、女性阴冷等。

【用法】每日2次，每次20毫升。

山药鹿茸酒

【配料】山药30克，鹿茸10克，白酒500毫升。

【制法】将鹿茸、山药浸泡在酒中，封固在瓶中7天，即可开封饮用。

【功效】补益肾阳,固摄膀胱。主治男性早泄、性欲减退、腰酸腰痛、膝软、倦怠萎靡、小腹冷痛、夜尿频多、小便清长、女性阴冷。

【用法】每次饮1小盅,每日临睡前饮用。

小贴士

俗话说:“要吃飞禽,还数鹌鹑。”鹌鹑肉嫩味香,香而不腻,一向被列为野禽上品。鹌鹑的肉和蛋是很好的补品,有补五脏、益精血的作用,是食疗中常用补品。鹌鹑肉不仅味鲜美、营养丰富,还含有多种无机盐、卵磷脂、激素和多种人体必需氨基酸。鹌鹑肉中的微量元素、氨基酸的含量高于鸡肉。尤其是鹌鹑肉含有重要卵磷脂,是人类高级神经活动不可缺少的营养物质,其胆固醇含量较低,优于鸡肉、蛋。鹌鹑肉还被称为“动物人参”。食之既有补益的作用,又能够辅助治疗疾病。《本草纲目》记载鹌鹑具有“补五脏,益中气,实筋骨,耐寒暑,清热”等功能,常食之对神经衰弱、血管硬化、肺结核、营养不良、支气管哮喘、四肢乏力、小儿疳积等均有很好的疗效,还有预防和辅助治疗高血压病及动脉硬化之功效。

治疗带下病的药酒

白带是女性阴道经常分泌的少量黏液状物质,犹如白色透明的鸡蛋清样,既无味,又无刺激性,有些人把白带视为见不得天日的淫秽之物,也有的已婚女性把正常的白带当成病态,感到焦虑和惶惑,其实,白

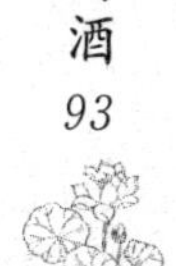

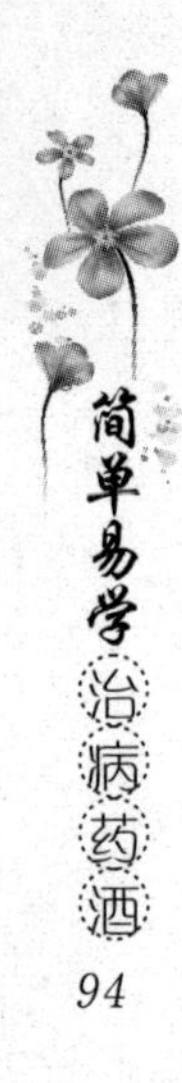

带也和月经一样，是女性一种正常的生理表现。带下病是指带下的量明显增多，色、质发生异常，或有臭气，或伴有其他症状者。大多相当于现代医学的女性生殖系统炎症。

芍药黄芪酒

【配料】芍药15克，黄芪、生地黄20克，艾叶10克，白酒1000毫升。

【制法】上药切细，如麻豆大，用绢袋盛浸酒。

【功效】治疗赤白带下。中医认为带下有虚实之分。虚者责之脾、肾，实者不离于湿，方中地黄、芍药、黄芪滋阴柔肝健脾，艾叶温中除湿，所以本方是治疗以脾肾两虚为主的带下方。

【用法】每日3次，每次30～50毫升，空腹饮。

小贴士

海螵蛸即乌贼骨，具有收敛止带作用。海螵蛸是治疗各种出血的良药。我国有许多用海螵蛸治疗出血的良方。治疗胃出血，可以用海螵蛸加白及共研细粉，内服治疗；治疗肺结核咯血，可以将海螵蛸、仙鹤草、茜草煎后服用。对于外伤引起的出血，可以将海螵蛸、骨粉、蒲黄碳各等分研磨后撒在伤口治疗。海螵蛸还可以用于拔牙和鼻部手术止血。

地榆黄柏酒

【配料】地榆50克，黄柏50克，海螵蛸60克，黄酒1500毫升。

【制法】将上3味药加工捣碎，用纱布袋盛，扎紧袋口，放酒坛中，倒入黄酒，密封浸泡，经常摇动，1周后开封，去药袋，过滤储存。

【功效】清热利湿，收敛止带。适用于女性湿热带下。

【用法】每日3次，每次50毫升。

莲子山药酒

【配料】莲子、山药(炒)各50克，白酒800毫升。

【制法】将莲子去皮、心，连同山药洗干净，装入酒坛内，再将酒倒入酒坛中，拌匀，盖上盖，封严，每隔2天搅拌1次，浸泡15天即成。

【功效】养心补脾，益肾涩精。适用于脾虚腹泻、遗精、白带增多等症。

【用法】每日2次，每次饮服15～20毫升。

小贴士

山药原名薯蓣，能补虚羸，除寒热邪气，补中益气，长肌润肤。山药可以入药，治疗许多疾病。干山药补而不滞，益肺胃之阴，不热不燥，还能固肾益精，所以是中医常用药物。山药的价值，一方面在于它的营养，另一方面在于它的药用。山药久服使耳目聪明，轻身不饥，是延年益寿、美容增须的食用佳品。现代医学研究则发现山药富含果胶，食用后能减少肠道内致癌物对肠道的刺激，对预防消化道肿瘤有利。近年又发现山药是人体干扰素的诱生剂，能增加T淋巴细胞的活性，提高网状内皮系统的吞噬能力，促进细胞免疫功能，临床实践已认为可用山药扶正祛邪以防癌、抗癌，特别对预防消化道肿瘤和手术切除癌肿后预防复发有益。

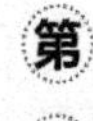

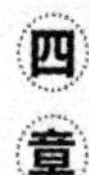

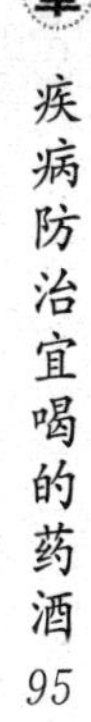

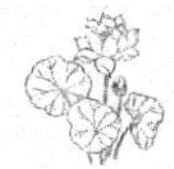

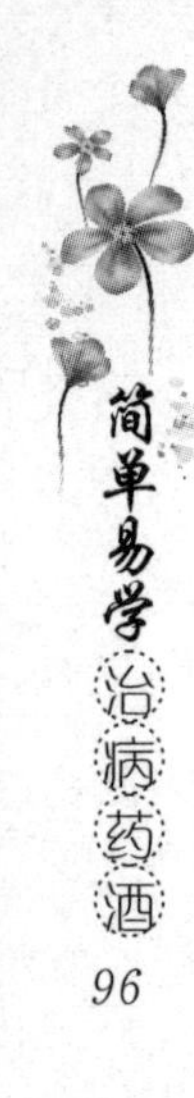

预防、治疗感冒的药酒

感冒是最常见的上呼吸道病毒感染疾病，一年四季均可发病，尤以冬、春季较为多见。感冒分为普通感冒和流行性感冒。流行性感冒简称“流感”，主要是由流感病毒所致的急性呼吸道传染病。流感病毒分为甲、乙、丙三型，其中甲型抗原极易发生变异，因此流感大流行均由甲型病毒引起，乙型和丙型呈局部小流行或散发。感冒通常病程多在一周左右，无严重症状者可不用或少用药物。感冒是危害人类健康最常见的疾病之一，预防和减少感冒的发病，是人们所期望的。而调整好合理的饮食结构，注意感冒后的食物禁忌，巧用某些饮食调动机体的内在因素来防治感冒，则不失为一条简便且安全有效的重要途径。现介绍几则药酒疗法供选用。

金橘蜂蜜酒

【配料】金橘 400 克，蜂蜜 60 克，白酒 1000 毫升。

【制法】将金橘分瓣，与蜂蜜一同放进酒盅浸泡，经 1 个月即能饮用。

【功效】化痰止咳，开胃健脾。适用于感冒咳嗽、痰多。

【用法】每日 3 次，每次 20～30 毫升。

苦参桔梗酒

【配料】苦参 5 克，桔梗 3 克，板蓝根 10 克，白酒 250 毫升。

【制法】将上 3 味药捣碎，装入纱布袋中，扎紧口，与白酒一同放在砂锅中，用文火煎煮 10～15 分钟，连药袋共倒进大口瓶中，密封备用。

【功效】解毒，清热，防瘟。用于流感的预防和治疗。

【用法】在春秋季节或流感流行时期，口服 5～10 毫升，每日 3 次；

或每日2～3次，取酒5毫升，加开水50～100毫升，漱口。不会饮酒者，可以棉签蘸酒擦洗鼻孔、口咽部，亦可起到预防感冒的作用。

小贴士

金橘含有大量的维生素C，能防止毛细血管破裂，减少毛细血管脆性和通透性，减缓血管硬化，并对血压产生双向调节作用。高血压、血管硬化及冠心病患者食之非常有益。金橘的香气令人愉悦，具有行气解郁、生津消食、化痰利咽、醒酒的作用，为脘腹胀满、咳嗽痰多、烦渴、咽喉肿痛者的食疗佳品。假若已经得了感冒，用金橘浸酒，可以预防支气管炎。

花椒柏叶酒

【配料】花椒50粒，侧柏叶15克，白酒500毫升。

【制法】将花椒、侧柏叶共捣碎，放入酒瓶内，倒入45度白酒，密封浸泡，经常摇动，半个月后即可服用。

【功效】辛温疏表，解热止痛。用于防治四时瘟疫，感冒发热、头痛。本酒为民间验方，可用于预防流感。

【用法】在呼吸道及消化道传染病流行季节，每日早晨空腹温饮10～20毫升。

肉桂调黄酒

【配料】肉桂末6克，黄酒20毫升。

【制法】将黄酒温热，肉桂末同黄酒混合调匀即成。

【功效】温阳祛寒。用于外感风寒,身体感寒疼痛。本酒适于阳虚外感风寒者,风热感冒忌服。

【用法】感冒时,加温顿服。

小贴士

桂皮又称肉桂、官桂或香桂,是最早被人类使用的香料之一。在很早的史料记载中就曾提到桂皮,在西方的《圣经》和古埃及文献中也曾提及肉桂的名称。秦代以前,桂皮在我国就已作为肉类的调味品与生姜齐名。桂皮具有温中祛寒、温经止痛、健胃等功能。中医认为桂皮性热,具有暖胃祛寒、活血舒筋、通脉止痛和止泻的功能。

红茶姜汁酒

【配料】红茶5克,姜汁3克,白酒或黄酒适量。

【制法】先将红茶放入保温杯中,倒入沸水浸泡5分钟,再倒入生姜汁和适量白酒或黄酒即可。

【功效】散寒,解表,活络。适用于感冒伤风,畏寒头痛,四肢酸痛等。茶叶含有多种生物碱、黄酮类、鞣质、维生素、麦角甾醇及挥发油等,其作用十分广泛,有兴奋、强心、利尿、杀菌、抗炎等功效。本酒治疗风寒感冒头痛效果较好。

【用法】每日1～2剂,当茶饮服。

小贴士

红茶是发酵茶，以适宜的茶树新芽叶为原料经萎凋、揉捻、发酵、干燥等典型工艺过程精制而成。因其干茶色泽和冲泡的茶汤以红色为主调，故名红茶。红茶创制时称为“乌茶”。红茶在加工过程中发生了以茶多酚酶促氧化为中心的化学反应，鲜叶中的化学成分变化较大，茶多酚减少90%以上，产生了茶黄素、茶红素等新成分。香气物质比鲜叶明显增加。所以红茶具有红茶、红汤、红叶和香甜味醇的特征。医学实验发现，红茶可防感冒。据介绍，红茶浓度5%，就能完全杀死感冒病菌，其杀菌效果来自红茶生涩成分的儿茶素。据统计，一般人喝的红茶浓度都在2%～5%之间，因此预防感冒的效果较好。

豆豉荆芥酒

【配料】豆豉250克，荆芥10克，米酒1000毫升。

【制法】上两味同酒煎5～7沸，去渣，收贮备用。

【功效】外感风寒，发热无汗。

【用法】感冒时，将酒加温，随量饮之。每日2～3次，以汗微出为度。

葱豉葱白酒

【配料】豆豉15克，葱白30克，黄酒50毫升。

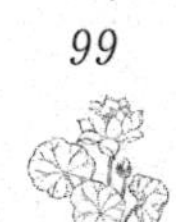

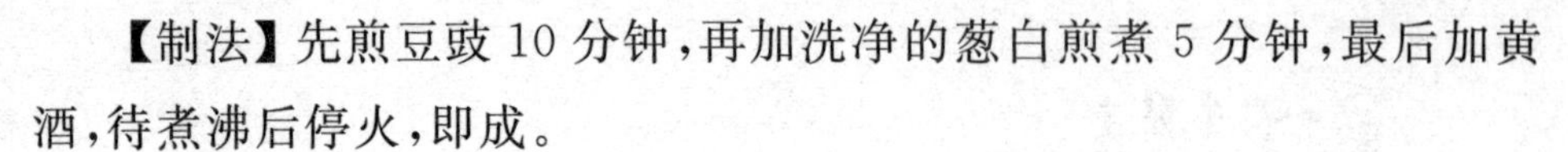

【制法】先煎豆豉10分钟,再加洗净的葱白煎煮5分钟,最后加黄酒,待煮沸后停火,即成。

【功效】散寒解表。适用于风寒感冒,头痛发热,鼻塞流涕。

【用法】每日2次,趁热顿服。

小贴士

豆豉是大豆经蒸罨加工发酵而成,豆豉味辛性寒,能解表、除烦、宣郁、解毒、善生散;得葱则发汗,得盐则能吐,得酒则治风,得薤则治痢,得蒜则止血,炒熟能止汗等。近代科学研究表明,豆豉的营养比黄豆更为丰富,并含人体无法合成的多种氨基酸,且易于被人体吸收。豆豉中含有大量的尿激酶,对血栓有较强的溶解作用,能有效改善脑血流量,强壮血管,预防骨质疏松症,增强人体免疫功能等。用豆豉制作的餐菜,豉香味美,营养丰富,在赣菜的家乡菜谱中扮演着重要的角色,是餐桌上理想的药膳食品及营养丰富的调味品。本酒因加用葱白,故适于风寒感冒。不会饮酒者,亦可以豆豉、葱白二味加水煎服,称为葱豉汤。

紫苏陈皮酒

【配料】紫苏20克,陈皮10克,白酒200毫升。

【制法】将中药洗净晾干,用白酒密封浸泡7～10天,取酒液服用。

【功效】祛风散寒。用于治疗感冒恶风寒、微发热、胸脘痞闷,或有呕恶、鼻流清涕、咳嗽痰清稀等。本酒中药物均属辛温之品,适用于风寒感冒。

【用法】每日 2 次，每次 20 毫升，温服。

小贴士

葱根部的鳞茎，称为葱白，其气味辛辣，性温，有发汗解热、散寒通阳的功效，现代药理研究表明，葱白有发汗解热的功效，可健胃、利尿、祛痰。其中，葱白所含的葱蒜素，对痢疾杆菌、葡萄球菌及皮肤真菌，均有一定的抑制作用。冬季因受冷，易风寒感冒、鼻塞流涕。可取连须葱白 30 克，煎水分两次温服，服后吃热粥一碗，盖被待微微出汗后症状即可减轻。同时也可用连须葱白与生姜、红糖同煎，制成“姜糖葱白饮”服用，效果更好。古方有“葱豉汤”，即葱白与豆豉煎汤。民间也有用葱根、白菜根、萝卜根同煮汤，称为“三根汤”，在冬季饮服用来预防感冒。

葱姜食盐酒

【配料】葱白头、生姜各 30 克，食盐 6 克，白酒一盅。

【制法】将上三味共捣如糊状，再把酒加入调匀，然后用纱布包之。

【功效】治疗感冒。中医治疗感冒以发散为主要法则，葱白头和生姜性能发散风寒，加酒外擦皮肤，增强了邪从皮毛而解的作用。

【用法】涂擦前胸、后背、手心、脚心及腘窝、肘窝。涂擦一遍后，嘱患者安卧。

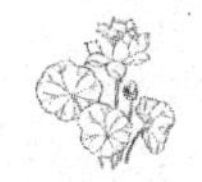

小贴士

生姜是一味极为重要的调味品，同时也可作为蔬菜单独食用，而且还是一味重要的中药材。它可将自身的辛辣味和其他特殊芳香渗入到菜肴中，使之鲜美可口，味道清香。本品为法定药物和食物两用植物。药用以生姜最佳。生姜具有祛散寒邪的作用。着凉、感冒时不妨熬些姜汤，能起到很好的预防、治疗作用，对发烧、头痛等很有效，如果和肉桂混合饮用，效果更佳。生姜能促进血液循环，改善疲劳和食欲不振的状况，感冒期间的中老年人不妨积极摄食。

桑菊酒

【配料】桑叶 30 克，菊花 30 克，薄荷 10 克，连翘 30 克，芦根 35 克，杏仁 30 克，桔梗 20 克，甘草 10 克，米酒 1000 毫升。

【制法】上八味药，捣细，用米酒浸于瓶中，封口，经五宿开放。

【功效】风温病初起，病位在上焦，发热不重，微恶风寒，咳嗽鼻塞，口微渴。

【用法】每日早晚各 1 次，每次 15 毫升。

轻松治疗气管炎的美味酒

慢性支气管炎以咳嗽、咳痰，或伴有喘息及反复发作的慢性过程为主要症状，少数人是由急性支气管炎未治愈而转为慢性支气管炎，大多数是隐潜发病。主要病因有细菌感染、刺激性烟雾、粉尘、大气污染、寒冷刺激、花粉等过敏，尤其是长期吸烟者，该病发生率较不吸烟者高2～8倍，吸烟时间越长，量越大，患病率越高。本病多发生在中老年，男性多于女性，病情发展缓慢，严重时可并发阻塞性肺气肿等，是一种危害身体健康的常见病。

天天果酒

【配料】天天果(龙葵果)150克，白酒500毫升。

【制法】将成熟的天天果150克，用500毫升白酒浸泡20～30日后，取酒备用。

【功效】清热解毒，利尿消肿。用于慢性气管炎。

【用法】每日早晚各1次，每次15毫升。

紫苏杏仁酒

【配料】紫苏50克，杏仁、瓜蒌皮、浙贝母、半夏、枳壳、百部、桔梗、桑白皮、枇杷叶、茯苓各12克，陈皮、干姜各20克，细辛2克，豆蔻仁、五味子各6克，甘草2克，白酒2500毫升。

【制法】上述药共捣碎装入细纱袋中，扎紧口，置入容器中，倒入白酒浸泡，密封，隔天振摇一次，12天以后开封，弃去药渣，过滤即成。

【功效】祛风散寒，止嗽平喘。适用于寒凉咳嗽，症见咳嗽气喘、鼻塞流清涕、喉痒声重、痰稀色白、头痛发热、恶寒或恶风等。

【用法】每日早晚各1次，每次15～20毫升。

【禁忌】咳嗽属阴虚，久咳痰少、痰中带血丝、口燥咽干者忌服。

杜鹃酒

【配料】杜鹃20克，白酒500毫升。

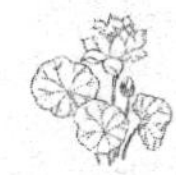

【制法】夏季采集映山红，阴干后切碎，与白酒置入容器中，密封浸泡5天即成。

【功效】祛痰止咳。适用于支气管炎、痰浊咳嗽、喘息等症。

【用法】每日早晚各1次，每次饮服20毫升。

小贴士

杜鹃，又名映山红，泛指各种红色的杜鹃花，形容它那如火如荼的鲜红的光彩把山都映红了。其实杜鹃不止是红色，还有白色、粉色等。在所有观赏花木之中，称得上花、叶兼美，地栽、盆栽皆宜，用途最为广泛的，要推杜鹃花了。白居易赞曰："闲折二枝持在手，细看不似人间有，花中此物是西施，芙蓉芍药皆嫫母。"杜鹃除供观赏外，还有一定的药用价值。花、叶和根均可入药。花有活血、调经、祛风湿的功能，还可用来清热解毒、化痰止咳、止血，治痈肿疔疮、外伤出血、支气管炎、荨麻疹。根含鞣质，具有活血、止血、祛风、止痛、治吐血、衄血、月经不调、崩漏、痢疾、风温疼痛、跌打损伤等作用。

消除哮喘病的药酒

支气管哮喘是常见的呼吸道过敏性疾病，与吸入花粉或皮毛，食用蛋类、鱼虾、牛奶等有关。由于支气管痉挛、支气管黏膜水肿和管腔内充塞黏液使空气出入支气管受阻，因此发作时呼吸困难，并有哮鸣音及飞箭音，张口抬肩，不能平卧，胸闷气急。发作将止时，咳嗽吐出白色泡沫痰,该病常在气候骤变或阴冷天气发作。

板油白蜜酒

【配料】生猪板油 100 克,白蜜 200 克,白酒 1000 毫升。

【制法】先将猪板油、白蜜置入净瓷器,再将白酒全部倒入,将瓷器置文火上煮数百沸后取下,待温后用细纱布过滤一遍,收贮净瓶中。

【功效】甘凉润肺,滋阴生津,泽肌肤,美毛发。适用于老年人肺虚久咳不已,肌肤粗糙,毛发枯萎等症。

【用法】每日 2～3 次,每次空腹温饮 20～30 毫升。

【禁忌】痰湿内停者慎用。

桑白皮酒

【配料】桑白皮 100 克,白酒 500 毫升。

【制法】将桑白皮切碎,浸入米酒中封口,置于阴凉处,每日摇动 1～2次,7 天后开封即成。

【功效】泻肺平喘。适用于肺热、咳喘、痰多等症。

【用法】每日 3 次,每次饮服 15～20 毫升。

【禁忌】肺寒咳嗽忌用。

蛤蚧定喘酒

【配料】蛤蚧 1 对,白酒 1000 毫升。

【制法】将蛤蚧去头、足、鳞,切成小块,浸于酒中,封盖。置于阴凉处,经常摇动,经 30 天后饮用。

【功效】补肺益肾,纳气定喘。适用于久病体虚的慢性虚劳喘咳,动则气喘,咳嗽少气,阳痿,亦治慢性支气管炎属肾阳虚证者。

【用法】每日 2 次,每次饮服 15～20 毫升。

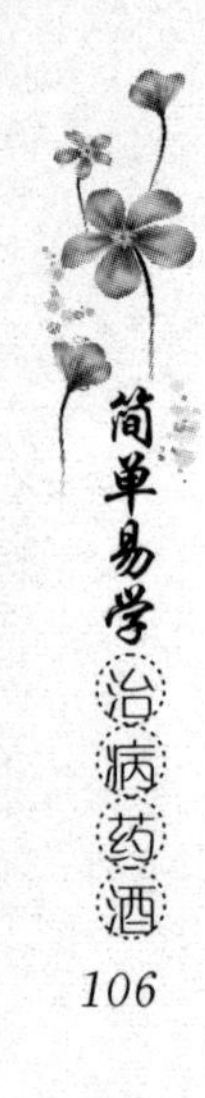

【禁忌】风寒及实热性喘嗽者忌服。

小贴士

桑白皮又名桑皮、双皮。桑白皮、双白皮、炙桑皮等处方中所写桑皮、双皮、双白皮、桑白皮都指生桑皮;为原药材去杂质,生用切丝入药者;偏于泻肺利水。炙桑皮又名蜜炙桑皮、炙桑白皮等。以桑皮丝用蜂蜜加适量开水拌匀,稍闷,再用文火炒至不黏手时,取出摊晾入药者;偏于清热润肺,止咳平喘;可用于肺热喘咳,水肿胀满尿少,面目肌肤水肿。

治疗肺结核病的药酒

结核俗称“痨病”,是结核杆菌侵入体内引起的感染,是一种慢性和缓发的传染病,潜伏期4～8周。其中80%发生在肺部,其他部位(颈淋巴、脑膜、腹膜、肠、皮肤、骨骼)也可继发感染。主要经呼吸道传播,传染源是接触排菌的肺结核患者。新中国成立后人们的生活水平不断提高,结核已基本控制,但近年来,随着环境污染的增加,结核病又卷土重来,发病率不断增加。而一旦患了肺结核病后,特别是在服异烟肼、利福平等抗结核药物时,常会引起食物中毒或食物过敏,所以结核病患者更应注意生活中的食物选择,以便促进疾病尽快恢复。

止咳雪梨酒

【配料】雪梨500克,白酒1000毫升。

【制法】将梨洗净,去皮、核,切成5毫米见方的小块,放入酒坛内,加入白酒，加盖密封，每隔2日搅拌一次，浸泡7日即成。

【功效】生津润燥，清热化痰。适用于烦渴、咳嗽、痰热惊狂、噎膈、大便秘结等症。

【用法】随量，佐餐饮用。脾胃虚寒者禁用。

小贴士

梨又叫快果，一向被认为是“百果之宗”。其中常见的有京白梨、大鸭梨、雪花梨、苹果梨等。目前在全国各地都有栽种，品种繁多，共同特点是汁鲜味美、皮薄肉细、香脆适口、肉酥质丰、风味独特。梨既可生食，也可熟食，捣烂饮汁或切片煮粥、煎汤服均可，梨除了鲜食外，还可以制成罐头、果酒等各类加工品。梨是一味良药，《本草纲目》说梨能“润肺凉心，消痰降火，解疮毒酒毒”。民间更是常用梨治疗支气管炎、百日咳、肺结核等病引起的咳嗽。梨性味甘寒，有润肺止咳的作用，故最适合于肺燥及阴虚所致的干咳无痰或痰少不易咳出的患者。而且，对热病烦渴、咳嗽、声嘶失音、便秘有调治效果。

双参麦冬酒

【配料】西洋参30克，沙参、麦冬各20克，黄酒800克。

【制法】①将西洋参、沙参碎成小段，麦冬捣碎，装入小坛内，然后再倒入黄酒，置炉上用文火煮鱼眼沸，取下待冷，加盖密封，置阴凉处。②每日摇晃1～2次，经7日后开封，加凉开水200毫升拌匀，再用细纱

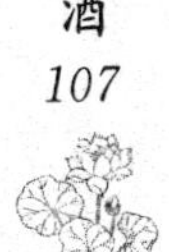

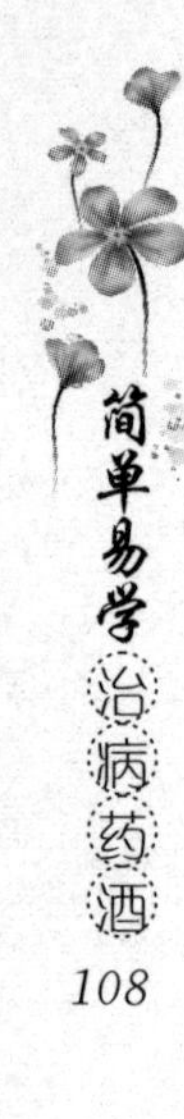

布过滤后即成。

【功效】补气养阴，清热生津，润肺。适用于热病气阴两伤、烦倦口渴、津液不足、口干舌燥、肺虚燥咳等症。

【用法】每日早晚各1次，每次用温开水送服10～20毫升。

【禁忌】忌食萝卜，反藜芦。虚寒腹泻者禁用。

灵芝人参酒

【配料】灵芝50克，人参20克，冰糖500毫升，白酒1500毫升。

【制法】将灵芝、人参洗净，切薄片，晾干，与冰糖同装入洁净的纱布袋中，封好袋口，放入酒坛，加入白酒，封口密闭浸泡10天后，将布袋取出，搅拌后再静置3天，取上清液饮服。

【功效】益肺气，利口鼻，强志壮胆。适用于肺痨久咳、痰多、肺虚气喘及消化不良、失眠等症。

【用法】每日2次，每次饮服15～20毫升。

五味子酒

【配料】五味子30克，白酒500毫升。

【制法】将五味子用水洗净，装入净瓶中，倒入白酒密封，置于阴凉处，每日摇晃数下，14天后即可饮用。

【功效】益气生津，补肾养心，收敛固涩。适用于肺虚喘嗽、津亏口渴、自汗、慢性腹泻、心悸失眠、体虚乏力等症。

【用法】每日2次，每次饮服10～20毫升。

小贴士

五味子是一种多功能、多用途的药食兼用型经济植物，五味子具有益气、滋肾、敛肺、生津、益智、安神之功效。现代医学研究证明，五味子不但可以降低肝炎患者血清中的谷丙转氨酶，增强人们的视力和听力，而且在食品、饮料、酿酒、制果汁、保健、纺织染料等诸多领域得到了广泛的利用，因此，五味子受到国内外各界的普遍关注。

天门冬酒

【配料】天门冬500毫升，糯米750克，酒曲50克。

【制法】先将天门冬煮汁，酒曲研末，然后将糯米蒸煮半熟，用凉开水过一遍沥去水，倒入小瓮中，再将天门冬连汁倒入瓮内，加入酒曲末拌匀，加盖密封，置保温处。待闻有酒香味即熟。压去糟便可饮用。

【功效】滋阴和血，润肺止咳。适用于肺肾阴不足的咳嗽、血脉失和、肢体麻木、酸痛等症。

【用法】每日3次，每次饮服10～15毫升。

【禁忌】寒性病证及腹泻者忌用。

降低血压的药酒

高血压病又称原发性高血压，是一种以动脉血压增高为主的临床综合征。按照世界卫生组织建议使用的血压标准是：凡正常成人收缩压应小于或等于140mmHg(18.6kPa)，舒张压小于或等于90mmHg(12kPa)。

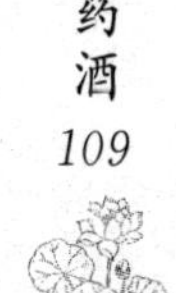

如果成人收缩压大于或等于 160mmHg(21.3kPa),舒张压大于或等于 95mmHg(12.6kPa)为高血压;血压值在上述两者之间,亦即收缩压在 141～159mmHg(18.9～21.2kPa)之间,舒张压在91～94mmHg(12.1～12.5kPa)之间,为临界高血压。诊断高血压时,必须多次测量血压,至少有连续两次舒张期血压的平均值在 90mmHg(12.0kPa)或以上才能确诊为高血压。仅一次血压升高者尚不能确诊,但需随访观察。

高血压可分为原发性和继发性两类。原发性高血压是指病因尚未十分明确的高血压,又称高血压病。由其他已知疾病所致的血压升高,则称为继发性或症状性高血压。

小贴士

研究人员发现,收缩压和舒张压均随着饮酒量的增多而逐步升高,血压升高愈大,其心、脾、肾等重要器官的并发症也愈多,其寿命愈短。大量饮酒者的血压明显高于不饮酒者,如停止饮酒可使血压回降,重新饮酒则血压回升。长期饮用含大量酒精的饮料对高血压及并发症起着重要作用。饮酒引起的高血压并发症中尤以脑血管疾病最为常见,其死亡率是不常饮酒者的 3 倍。长期饮酒者实际上处于一种间隙性酒精戒断状态,停止饮酒后伴有血液肾上腺素和去甲肾上腺素等儿茶酚胺类物质的浓度升高,正是这类物质可使血压升高。在对饮酒的和不饮酒的高血压患者给予同样治疗后,饮酒者的舒张压不易控制,而不饮酒的人的高血压症状容易控制,因此高血压患者宜戒酒,服用治疗药酒也应适量。

天麻首乌酒

【配料】天麻60克，制首乌30克，丹参35克，黄芪12克，杜仲、淫羊藿各15克，白酒2000毫升。

【制法】将上述各味药切碎，纳入纱布袋中，扎紧袋口，放入酒坛内，倒入白酒密封浸泡半个月以上，每天振摇1次，即成。

【功效】补养肝肾，活血祛风。主治适用于冠心病、高血压、高脂血症及肥胖等。润而不燥，主入肝经，长于平肝息风。凡肝风内动、头目眩晕之证，不论虚实，均为要药。

【用法】每日2次，每次服10毫升。

芹菜砂糖酒

【配料】芹菜200克，砂糖120克，白酒1500毫升。

【制法】将新鲜芹菜连茎带叶洗净，晾干表面水分，切成2～3厘米长条，放入容量为3000毫升广口瓶中，加入白酒和砂糖，密封浸泡两个月，过滤去渣，即成。

【功效】健胃，降压，安神。适用于消除疲劳，镇静安神，增进食欲。

【用法】每日2次，每次10～20毫升。

洋葱红酒

【配料】新鲜洋葱1～2头，葡萄酒500毫升。

【制法】将洋葱洗净，剥去老皮，切成八等分半圆形；将洋葱装入盛红葡萄酒的瓶中，盖紧密封，置阴凉处放置5～7天，即可饮用。

【功效】降血压，降血糖，增强免疫。用于高血压、糖尿病、动脉硬化等患者的康复保健，也可安神助眠，预防“老花眼”，抗衰老，对老年便秘和夜尿频数也有一定作用。

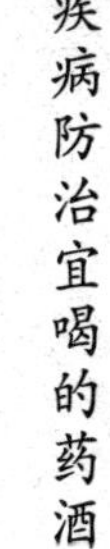

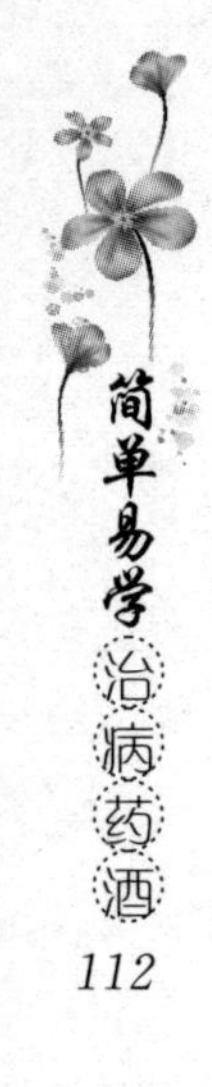

【用法】每次饮30～50毫升,每天1～2次。浸过酒的洋葱一起食用,效果更佳。

小贴士

芹菜原产地中海沿岸。我国栽培芹菜,据说已有两千多年的历史。芹菜有唐芹和西芹两种,常吃的是唐芹,西芹只有在南方才能吃到。芹菜的特点是株肥、脆嫩、渣少。芹菜是常用蔬菜之一,既可热炒,又能凉拌,深受人们喜爱。近年来诸多研究表明,这是一种具有很高药用价值的蔬菜。芹菜性味甘凉,有降血压、镇静、健胃、利尿及止血等作用,是一味常用的药食合一的蔬菜。中医认为芹菜有降血压、降血脂、清内热的作用,对于血管硬化、神经衰弱、高血压病患者亦有辅助治疗作用。

松花粉酒

【配料】松花粉100克,白酒1000毫升。

【制法】将松花粉用绢布袋装,扎紧袋口,浸于酒中,密封浸泡10天,经常摇动。启封去药袋,即可。

【功效】养血祛风,益气平肝。用于风眩头晕、高血压等。

【用法】每次饭后饮服10～15毫升。

小贴士

松花粉是生长在海拔1100～1500米山区的马尾松的花粉，为人工采集，具有花源单一、品质纯净、成分稳定、无农药残留物、不含动物激素等特点。口感清香，堪称“花粉之王”。松花粉性微温，味甘，含有多种氨基酸、糖类、多种维生素、酵类及油脂等。其具有软化血管，降血压，防治心血管病、中风和神经衰弱等病的功效。松花粉内含全面而均衡的营养，可以增强体力、精力，抗疲劳。松花粉中含有大量抗氧化成分，如维生素E、胡萝卜素及微量元素硒等，能促进皮肤细胞新陈代谢，延缓皮肤细胞衰老，增加皮肤弹性，具有延缓衰老和美容的作用。松花粉可以促进胃肠蠕动，增进食欲，帮助消化，对胃肠功能紊乱症有明显调节作用。松花粉还对心血管疾病、糖尿病、肝病、便秘等具有良好的辅助治疗作用。

菊花枸杞酒

【配料】白菊花60克，枸杞子60克，黄酒1000毫升。

【制法】将上述二药加入绍兴黄酒，密封浸泡10～20天，去渣过滤，加蜂蜜适量即得。

【功效】清肝明目止眩。用于治疗久患头风头痛、眩晕等。

【用法】每日早晚各服5～10毫升。

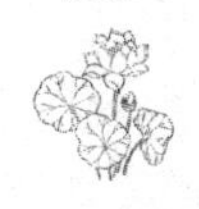

薯蓣人参酒

【配料】薯蓣50克，山茱萸30克，五味子30克，人参10克，白酒1500毫升。

【制法】将上述各药共放入酒中浸泡，10天后可以饮用。

【功效】补脾益肾。用于诸风眩晕、神疲乏力、食欲不振、腰酸、耳鸣。

【用法】每日服2～3次，每次20～30毫升。

甘菊花酒

【配料】甘菊花10克，酒酿适量。

【制法】将洁净的甘菊花剪碎，与酒酿适量放在小锅内，拌匀，煮沸即成。

【功效】清肝明目。适用于肝阳上亢型高血压、眩晕等病症的食疗。

【用法】每日2次，顿服。

天麻川芎酒

【配料】天麻80克，川芎30克，白酒2000毫升。

【制法】将以上药物加工成粗末，用绢袋盛，扎紧口备用。将白酒倒入干净酒坛中，放入药袋，加盖密封，置于火旁煨热，然后放阴凉干燥处。经常摇动，14日后开封，去药袋，贮瓶备用。

【功效】活血熄风。适用于头风头痛、眩晕等。

【用法】每日早晚各1次，每次空腹饮服15～30毫升。

中风后遗症宜食的药酒

中风是对急性脑血管疾病的统称，是以猝然昏倒，不省人事，伴发口眼㖞斜、语言不利、半身不遂或无昏倒而突然出现半身不遂为主要症状的一类疾病。患中风后，大部分患者都遗留偏瘫、语言不利、肢体麻木、无力僵硬和痉挛、大小便失禁等后遗症。中风包括西医的脑出血、蛛网膜下腔出血、脑梗死、脑血栓、短暂性脑缺血发作等。我国中风患病率在每10万人口中有429～620例。以我国总人口数13亿计算，则中风患者有557万～806万人，数字十分惊人。每年新发完全性脑中风120万～150万人，死亡80万～100万人，中风后存活的患者60%～80%有不同程度的残疾，而且有中风病史的患者，有1/4～3/4可能在2～5年内复发，中风在我国不少地方已成为威胁中老年人的第一死因。即使经过积极抢救而幸存者，也约有半数患者会出现不同程度的后遗症，如半身不遂、口㖞眼偏、讲话困难等。以下药酒对中风后遗症患者恢复有一定的帮助作用。

独活牛膝酒

【配料】独活、肉桂、防风、制附子各30克，大麻仁（炒香）50克，牛膝30克，川椒（去目及闭口者炒出汗）50克。

【制法】将上药捣细，用净器盛，以酒渍之，密封口，3日后开取，去渣备用。

【功效】主治中风半身不遂、骨节疼痛。

【用法】每日饭前及临睡时，暖1杯饮之。

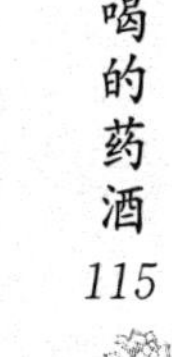

小贴士

酒精有直接导致心律失常的作用，可引起心律失常或心肌病，以心房颤动最为多见。酒精引起的心房颤动和心肌病可使心脏输出的血量减少，造成附壁血栓形成，引起心源性脑栓塞。酒精还可引起强烈的血管反应，造成血压变化无常。酗酒引起的血管麻痹，使其舒缩功能出现障碍，导致血压急剧变动，如果血压下降过多、过快，容易造成心脏和脑部供血不足，加上酒后定向力障碍和步态蹒跚，容易晕倒造成颅外伤，使得脑血管破裂。酗酒也会使交感神经兴奋，可使新陈代谢增强，心跳加快，血压升高，容易引起血管破裂。酗酒后的急性酒精中毒还可使体内凝血机制激活，促进血小板聚集而使血液黏度增高，血流速度减缓，容易诱发血栓形成。如果饮酒者同时伴有高血压动脉硬化、糖尿病等病症以及吸烟这一危险因子存在，则中风发生率将会提高，而且发病也比不饮酒者为早。因此，节制饮酒则可降低中风的危险性。而中风后遗症适宜饮用药酒，又可促使病情早日康复。

白花蛇酒

【配料】白花蛇 1 条，秦艽、天麻、当归、羌活、五加皮、防风各50 克，白酒 1500 毫升。

【制法】将白花蛇去头尾各 10 厘米，用白酒浸透，去骨刺取肉，再将其余 6 味药装入纱布袋里，与白酒共置入罐内，密封浸泡 15 天后取酒饮之。

【功效】祛风通络，强筋健骨。适用于中风之后半身不遂、口眼㖞斜、筋骨酸痛等。

【用法】每日 1～2 次，每次饮服 10～15 克。

威灵仙酒

【配料】威灵仙、苍术、怀牛膝、桂枝、木通各 30 克，黄酒 2500 毫升。

【制法】将上 5 味药，共研粗末，入黄酒内，浸泡 7 天，过滤即成。

【功效】祛风除湿，温通活络。适用于中风后遗症、半身不遂。

【用法】每日 2 次，每次饮服 15 克。

石楠防风酒

【配料】独活、石楠各 20 克，防风 15 克，制附子、制川乌、肉桂各 9 克，牛膝 6 克，白酒 1000 毫升。

【制法】将川乌头炮裂去皮脐，8 味药共捣细，置于净瓶中，用白酒浸之，封口，经 7 天开封，去渣备用。

【功效】温中止痛，除风湿，活血脉，壮筋骨。适用于半身不遂、经筋拘挛。

【用法】每日 2 次，每次饮服 10～15 克。

黄芪乌蛇酒

【配料】炙黄芪 50 克，乌蛇肉 60 克，当归 30 克，桂枝 20 克，白芍 15 克，白酒 1500 毫升。

【制法】将上药切碎，与白酒同置入容器中，密封隔水煮 1 小时，再贮藏 7 天后可服用。

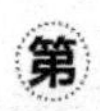
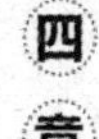

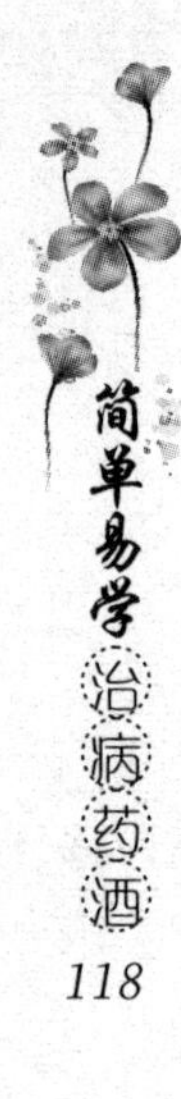

【功效】补气活血，祛风通络。适用于半身不遂或肌肉消瘦、肢体麻木、半身偏枯。

【用法】每日 3 次，每次饮服 15～30 毫升。

补血壮骨酒

【配料】淫羊藿、巴戟天、鸡血藤各 50 克，米酒（或白酒）1000 毫升。

【制法】将上药捣碎，浸泡于白酒中，20 日后服用。

【功效】补肾强筋，活血通络。适用于肢体麻木、瘫痪、风湿痹痛、跌打损伤等症。

【用法】每日 2 次，每次饮服 15～20 毫升。

樱桃白酒

【配料】鲜樱桃 500 毫升，白酒 1000 毫升。

【制法】将樱桃去杂质，洗净，置坛中，以酒浸泡，密封，每 2～3 日搅拌 1 次，泡 15～20 天即成。

【功效】益气，祛风湿。适用于肢体瘫痪或肢体麻木及风湿性关节疼痛、冻疮等。

【用法】早晚各 1 次，每次饮服 30～50 毫升。

秘传药酒

【配料】当归、白芍、生地、牛膝、秦艽、木瓜、黄柏、杜仲、防风、白芷、陈皮各 30 克，川芎、羌活、独活各 25 克，槟榔 18 克，肉桂、炙甘草各 10 克，油松节 15 克，白酒 1500 毫升。

【制法】将白芍炒过，黄柏盐炒，杜仲姜炒，上药捣碎入绢袋中，倒入白酒贮于瓮中，火上煮 1 小时，去渣备用。

【功效】祛风活血，止痛，补肾。适用于瘫痪腿痛、麻痹不能移动者。

【用法】早晚随量饮。

小贴士

中医认为樱桃具有很大的药用价值。它全身皆可入药，鲜果具有发汗、益气、祛风、透疹的功效，适用于四肢麻木和风湿性腰腿病的食疗。樱桃的果肉能促进血液循环，缓解痛风、关节炎引起的不适。体虚的人多吃樱桃能大补元气，预防感冒；痛风患者多吃樱桃可以降低尿酸。此外，樱桃能生津止渴、益脾食胃、调中益气，对脾胃虚弱导致的食少腹泻，肝肾不足而致的腰膝酸软、遗精和血虚心悸等一切虚证均有功效。

乌鸡酒

【配料】乌雌鸡1只，酒2000克。

【制法】乌鸡按常法洗净，去肠杂，切块，入酒煮取1千克，去渣取酒。

【功效】熄风宁神。适用于中风背强舌直、不得语、目睛不转、烦热等症。

【用法】每次30毫升，服完后熬葱白，盖被取汗。

天麻附子酒

【配料】天麻、牛膝、杜仲各60克，制附子50克，清酒1500毫升。

【制法】上药捣细末，生绢袋盛，入酒中浸泡7日后取用。

【功效】祛风除湿，补肾壮阳。适用于妇人风痹、手足不遂。

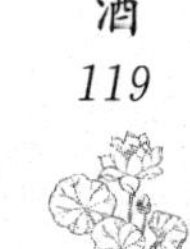

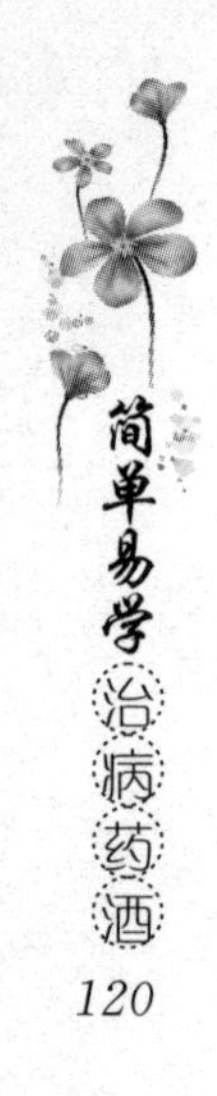

【用法】每日 3 次，每次温服 15～30 毫升。

小贴士

天麻在我国具有两千多年的药用历史，在我国历代本草医书中，对天麻的名称、产地、形态、采集时间、加工炮制及用途都有非常精辟的论述，但对天麻的人工栽培本草医书未有记载。天麻药用功效极为广泛，能益气、定惊、养肝、止晕、祛风湿、强筋骨，主治高血压、风湿腰痛、眼㖞斜、四肢痉挛、肢体麻木、眩晕头痛、小儿惊厥等。近几年临床证明，天麻素注射液有扩张血管、增强血管弹性的作用，对治疗晕眩和脑基底动脉供血不足而引起的神经症状和心血管系统疾病有显著疗效，对高血压病引起的中风后遗症也有辅助疗效。

延缓视力衰退的药酒

老花眼是老年人眼睛调节功能衰退的一种表现。随着年龄的增长，晶状体的弹性逐渐降低，睫状肌的收缩力逐渐减弱，看近处物体时，晶状体不能变凸，物像不能准确地聚焦在视网膜上，这样就导致老年人看书或近距离工作不能持久，出现眼睛困胀、视物模糊及头痛等视力疲劳症状。若能及时予以药酒调理，视力的进一步衰退是可以延缓的。

桑葚子酒

【配料】桑葚 200 克，柠檬 1 个，白砂糖 50 克，白酒 500 毫升。

【制法】选新鲜成熟的桑葚，拣去过于熟透和虫咬者，洗净，沥干水分；柠檬剥皮，切片；将桑葚和柠檬放入酒器中，加入酒和砂糖，密封浸泡2个月，取上清酒液饮用。

【功效】补虚益气，滋养肝肾，除湿安神。适用于肝肾虚亏所致的视力减退、头晕耳鸣、视物模糊、腰膝酸软、便秘、贫血以及劳倦等。

【用法】每日2次，每次20～30毫升。

小贴士

桑葚又名桑果，早在两千多年前，桑葚已是我国皇宫御用之补品。因桑树特殊的生长环境，使桑果具有天然生长、无任何污染的特点，所以桑葚又被称为“民间圣果”，被医学界誉为“21世纪的最佳保健果品”。桑葚可防止人体动脉硬化、骨骼关节硬化，促进新陈代谢。桑葚可以促进血红细胞的生长，防止白细胞减少，并对治疗糖尿病、贫血、高血压病、高血脂、冠心病、神经衰弱等病症具有辅助疗效。桑葚具有生津止渴、促进消化、帮助排便等作用，适量食用能促进胃液分泌，刺激肠蠕动及解除燥热。中医认为桑葚性味甘寒，还具有补肝益肾、生津润肠、乌发明目等功效。

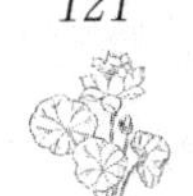

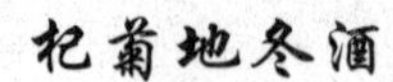

杞菊地冬酒

【配料】枸杞子、菊花各 40 克，冰糖 60 克，麦冬、生地黄各 30 克，白酒 1200 毫升。

【制法】将生地黄、麦冬捣碎，枸杞子拍烂，同菊花共装入细纱布袋中，扎紧口备用，将冰糖放锅中，加水适量，置文火上溶化开备用；再将酒倒入坛内，放入药袋，封严，置于阴凉处。每日摇动数下，经 14 天后启封去掉药袋，加入冰糖，再加入 800 毫升凉开水拌匀，过滤澄清即成。

【功效】补肝肾，明目，止泪。适用于肝肾不足引起的腰膝酸软、头目眩晕、视物模糊、迎风流泪等症。

【用法】每日早晚各 1 次，每次温饮 10～20 毫升。

小贴士

菊花一药，主要分白菊、黄菊、野菊。黄、白两菊，都有疏散风热、平肝明目、清热解毒的功效。白菊花味甘，清热力稍弱，长于平肝明目；黄菊花味苦，泄热力较强，常用于疏散风热；野菊花味甚苦，清热解毒的力量很强。野菊的茎、叶功用与花相似，无论内服与外敷，都有功效。菊花则长于平肝阳，且能清热解毒。菊花疏风较弱，清热力佳，用于外感风热，常配桑叶同用，也可配黄芩、山栀治热盛烦躁等症。菊花治目赤肿痛，无论属于肝火或风热引起者，均可应用，因本品既能清肝火，又能散风热，常配合蝉衣、白蒺藜等同用。如肝阴不足，眼目昏花，则多配生地黄、杞子等同用。

枸杞酒

【配料】枸杞子 50 克，白酒 500 毫升。

【制法】枸杞子入酒浸泡 7 天后服用。

【功效】补肾益精，养肝明目。主治目眩昏暗、肾虚腰痛。

【用法】每日早晚各 1 次，每次温饮 10～20 毫升。

冠心病患者安身保健药酒

冠心病是冠状动脉性心脏病的简称，是一种由于冠状动脉固定性动脉粥样硬化或动力性血管痉挛狭窄或阻塞，发生冠状循环障碍，引起心肌氧供需失衡而导致心肌缺血、缺氧或坏死的一种心脏病，亦称缺血性心脏病。冠心病主要表现为心绞痛、心律失常、心力衰竭，可能猝死。心电图、心肌酶测定、放射性核素检查和冠状动脉造影能进一步明确诊断。控制血压、血脂、体重和戒烟能有效防止冠心病的发生和发展。可以说冠心病目前已是“人类健康第一杀手”，已成为中老年人疾病第一致死原因。据统计，每 100 位 40 岁以上的中国人中就有4～7人是冠心病患者，且患病率随着年龄增长而增高，因而冠心病也是我国中老年人最常见的一种心血管疾病。就全世界而言，半个世纪以来，冠心病已成为威胁人类健康最严重的疾病之一，是美国和某些工业化国家居民的主要死因。据世界卫生组织（WHO）1990 年公布的资料，美国总死亡人数中，有 24.7％死于冠心病，约五十万人；患心肌梗死的人数每年达 100 余万。以下药酒方对于冠心病患者有较好的辅助治疗作用，可以根据具体情况加以选用。

丹参赤芍酒

【配料】丹参、赤芍、川芎、红花、降香、首乌、黄精各 30 克，白酒

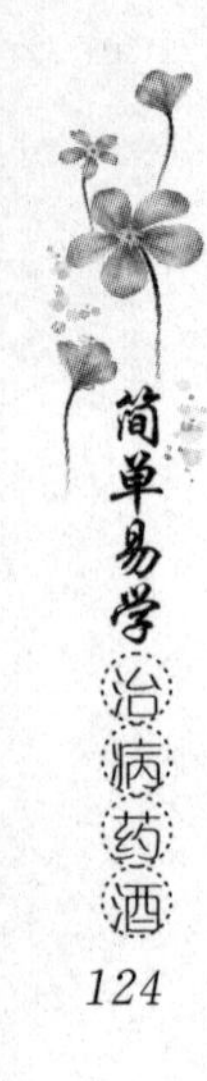

2000 毫升。

【制法】将各种药放入酒坛，倒入白酒加盖密封，每日摇晃 2～3 次，浸泡半月即成。

【功效】活血祛瘀，养血安神。适用于冠状动脉以及心脏病患者，有胸闷、心绞痛反复发作者服用。

【用法】每日 1～2 次，每次 10～20 毫升。

灵芝三七酒

【配料】灵芝 150 克，三七、丹参各 25 克，白酒 2000 毫升。

【制法】把药洗净切片，放入酒坛中加盖密封，每日摇晃 2～3 次，浸泡半月即成。

【功效】治虚弱，活血化瘀。适用于神经衰弱、失眠、头昏、冠心病、心绞痛等症。

【用法】每日 1～2 次，每次 10～15 毫升。

灵芝丹参酒

【配料】灵芝 30 克，丹参 5 克，三七 5 克，白酒 500 毫升。

【制法】将药洗净，切片，一同装入酒坛内，加入白酒，盖上盖。每天搅拌 1 次，再盖好盖，浸泡 15 天即成。

【功效】养心安神，活血通脉。适应冠心病、神经衰弱等症。

【用法】每日 1～2 次，每次 10～15 毫升。

丹参活血酒

【配料】丹参 60 克，白酒 500 毫升。

【制法】将丹参洗净切薄片，装入洁净纱布袋中，封好袋口，放入酒中，密封浸泡半个月即可饮用。

【功效】活血通脉。适用于瘀阻心脉之冠心病心绞痛患者服用，其效佳，亦可用于瘀热阻滞之痛经、闭经、产后腹痛、恶露不尽。

【用法】每日1～2次，每次10～15毫升。

小贴士

灵芝是功效十分显著的药用真菌，自古被誉为"仙草"。传说秦始皇为求长生不老，派人到东海瀛洲采摘灵芝仙草。《神农本草经》把灵芝列为"上上药"，有"益心气"、"安精魂"、"好颜色"、"补肝益气"和"不老延年"等功效。随着科学家对灵芝研究的不断深入，灵芝中的成分和药理药效也不断地被发现。现代研究认为：灵芝对人体免疫、中枢神经、心血管循环、呼吸、消化等系统有调节和保持平衡功能，可辅助抗疗并有抗放射、增加白细胞的功效。此外，食疗还可辅助治疗糖尿病、慢性支气管炎、哮喘病、冠心病、肝炎、神经衰弱、高血压、性功能低下等。灵芝的有机锗含量是人参的6～8倍，尤其对延缓衰老、美容祛斑等具有良好的保健效果。科学家研究发现，身体肥胖者食用灵芝后，能够将多余的脂肪与蛋白排出体外，起到瘦身作用。

双参山楂酒

【配料】人参6克，丹参、山楂各30克，白酒500毫升。

【制法】共置瓶中，加白酒浸泡15日即成。

【功效】主治气虚血瘀型冠心病。

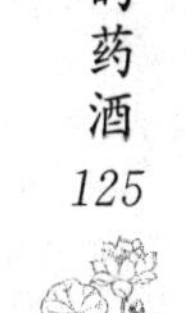

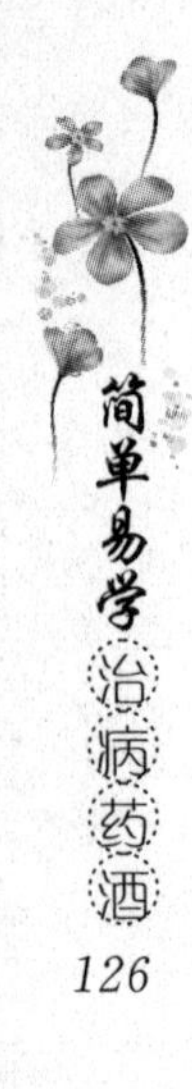

【用法】每日1～2次，每次10～15毫升。

丹参蜜酒

【配料】丹参100克，蜂蜜50克，白酒500毫升。

【制法】丹参、蜂蜜泡入低度白酒中。平时多摇动，以促进有效成分溶解。1周后即可饮用。

【功效】丹参活血化瘀，入心经通心脉，通则不痛。配蜂蜜其味香甜，配酒增强活血化瘀之力。

【用法】发作时即饮30～50毫升。平时早晚空腹各饮1次，每次50毫升分多口咽下。

小贴士

现代研究表明，丹参能增强心肌收缩力，清除血管内壁脂类，降低胆固醇，降低血黏度，促进血栓溶解，扩张冠状动脉，增强冠脉血流量；蜂蜜含乙酰胆碱样物质，能营养心肌，改善心肌缺血。适用于瘀滞心脉之冠心病患者。

枸杞芝麻酒

【配料】枸杞子60克，黑芝麻30克(炒)，生地黄汁50毫升，白酒1000毫升。

【制法】将枸杞子捣碎，与黑芝麻同置容器中，加入白酒，密封，浸泡20天，再加入地黄汁，搅匀，密封，浸泡30天后，过滤去渣，即成。

【功用】滋阴养肝，乌须健身，凉血清热。主治阴虚血热、头晕目眩、须发早白、口舌干燥等症。

【用法】每次空腹服20～30毫升，日服2次。

瓜蒌薤白酒

【配料】瓜蒌30克，薤白20克，糯米酒150毫升。

【制法】将瓜蒌捣碎与薤白同入砂锅，加入糯米酒和水适量，煮取150毫升，去渣。

【功效】瓜蒌宽胸化痰，配薤白涤浊下气，温阳通脉，适用于痰浊阻脉之冠心病心绞痛。

【用法】发作时即服50毫升，平时每日1剂，每日分3次饭前服。连服1周以上。

小贴士

瓜蒌薤白酒养心活血以助药力。瓜蒌、薤白、糯米三味合用共起化痰涤浊，开痹通脉之功效。本方原是张仲景《金匮要略》治胸痹的主方。中药瓜蒌与食物薤白、糯米酒调配而成瓜蒌薤白白酒汤，本身就属于药膳。现代研究证实，瓜蒌有降血脂、增强冠状动脉血流量的作用，可改善心肌缺血缺氧，因而是治冠心病心绞痛的主药。

桃花马兰酒

【配料】桃花50克，马兰花80克，芝麻花100克，黄菊花150克，光桃仁25枚，米酒5000毫升。

【制法】将诸花和桃仁切碎，泡入盛酒的瓷坛中，浸泡10天后即可饮用。

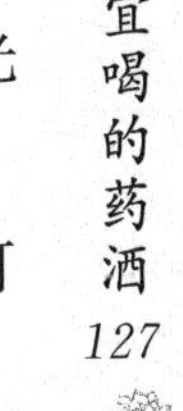

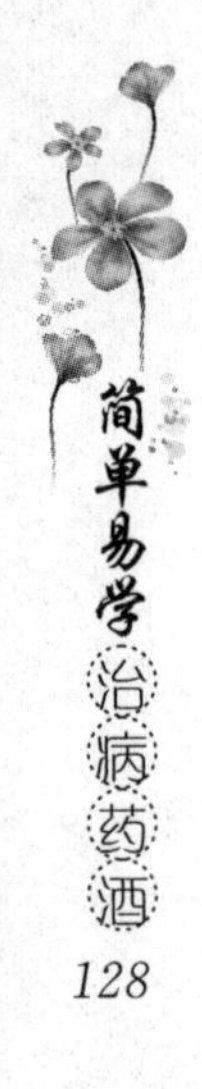

【功效】活血化瘀，益气通脉。适用于心气虚夹瘀血的冠心病。

【用法】每次空腹服 20～30 毫升，日服 2 次。

枸杞龙眼酒

【配料】枸杞子、龙眼肉、女贞子、生地、仙灵脾、绿豆各 50 克，柿饼 50 克。

【制法】将诸药装入纱布袋，扎紧袋口，放入盛有 2000 毫升白酒的瓷坛中浸泡 1 个月，即可饮酒。

【功效】阴阳双补。适宜于心阴虚心阳不足的冠心病者调补之用。

【用法】每日 1～2 次，每次 10～15 毫升。

党参生地酒

【配料】党参、生地、茯苓各 20 克，白术、白芍、当归各 15 克，川芎 15 克，桂花 10 克，桂圆肉 15 克，高粱酒 1000 毫升。

【制法】共为粗末，纱布袋装，泡入盛高粱酒 2500 毫升的坛中，15 天后加冰糖 25 克，摇匀，糖化即可饮用。

【功效】补心气，益心血，通心脉。适用于心气血不足的冠心病患者平时饮用。

【用法】每日 1～2 次，每次 10～15 毫升。

薤白三七酒

【配料】薤白 15 克，三七粉 3 克，桂枝 6 克，黄酒适量。

【制法】将薤白、桂枝加适量水先煎煮30分钟，去渣取汁，加入黄酒再煮至沸，用药酒冲服田七粉。

【功效】温阳行气，活血止痛。适用于老年人冠心病，症见心悸气短、心胸憋闷、恶风肢冷。

【用法】每日1～2次，每次10～15毫升。

枣根半夏酒

【配料】酸枣根30克，半夏10克，黄酒适量。

【制法】水煎后黄酒为引服下。

【功效】通痹止痛。适用于胸阳痹阻之冠心病心绞痛。

【用法】每日1～2次，每次10～15毫升。

三七活血酒

【配料】三七20克，冬虫夏草18克，当归18克，西红花15克，橘络15克，人参15克，川芎15克，薤白15克，白糖150克，白酒1000毫升。

【制法】将上药共捣为粗末，入酒内浸泡15天，每天摇动数次，然后过滤，再加入白糖，使之溶化后备用。所滤药渣可续白酒500毫升，浸泡7天，过滤后加糖再用。

【功效】益气养阴，活血化瘀，温阳通痹。适应慢性冠状动脉供血不足所致的胸闷、气短、心前区疼痛等症。

【用法】每次5毫升，每日饭后服2～3次。

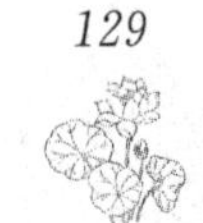

小贴士

冬虫夏草性味甘温，为麦角菌科植物冬虫夏草菌的子座及寄主蝙蝠蛾昆虫虫草蝙蝠蛾等的幼虫尸体的复合体。冬虫夏草具有养肺阴、补肾阳的功效，为平补阴阳之品，用于肺痨咳血、阳痿遗精等症。病后体虚不复、自汗畏寒等，可以用冬虫夏草同鸭、鸡、猪肉等炖服，有补虚扶弱之效。冬虫夏草具有强身延年，耐缺氧，降血脂，抗菌解毒，镇静安神，调节免疫，平喘祛痰，抗癌作用，增强心血管、血液、肝、肾功能。常用于治疗老年虚证、痰饮喘嗽、自汗盗汗、阳痿遗精、腰膝酸痛、病后久虚等症。更为重要的是，人们发现冬虫夏草既对疾病性疲劳起到了预防作用，同时也对非疾病性的疲劳起到了防治的作用。

桂花米酒

【配料】桂花 60 克，米酒 500 毫升。

【制法】将桂花浸泡入米酒中，1 周后饮用。

【功效】化痰散瘀，开心解郁。适宜于冠心病痰瘀滞脉，情志抑郁者。

【用法】每日 1～2 次，每次 10～15 毫升。

葡萄神曲酒

【配料】葡萄干 500 克，神曲适量，糯米 1250 克。

【制法】煮糯米令熟，待冷，加入神曲末、葡萄干末，再加开水 10 千克，搅匀，入瓮覆盖严，四周稻草或棉裹保温，7 日左右酒成。

【功效】益气活血，降脂通脉。适宜于冠心病各种证候的患者常饮。

【用法】每日 1～2 次，每次 10～15 毫升。

红参鹿茸酒

【配料】红参 20 克，鹿茸 6 克，白酒 1000 毫升。

【制法】将红参、鹿茸蒸软后，泡入白酒中，加盖密封 15 天即可饮用。

【功效】益气壮阳。适宜于阳气不足、冠心病及心衰、病窦综合征、房室传导阻滞之心动过缓及阿斯综合征。高血压病患者禁饮。

【用法】每日 1～2 次，每次 10～15 毫升。

仙灵川芎酒

【配料】仙灵脾 60 克，川芎 15 克，肉桂 15 克，白酒 500 毫升。

【制法】将三药研粗末，浸泡入白酒中，密封 1 周后即可饮用。

【功效】温阳活血。适宜于心阳不振之冠心病心动过缓或脉结代。

【用法】每日 1～2 次，每次 10～15 毫升。

延胡山楂酒

【配料】延胡索 50 克，山楂 50 克，丹参 50 克，瓜蒌 30 克，薤白 9 克，米酒 1000 毫升。

【制法】同放瓷罐中浸泡 3 天后备用。

【功效】温阳通络除痰。

【用法】每日 1～2 次，每次 10～15 毫升。

薤白三七酒

【配料】薤白 15 克，三七粉 3 克，桂枝 9 克，沙参 30 克，黄酒适量。

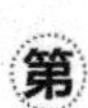

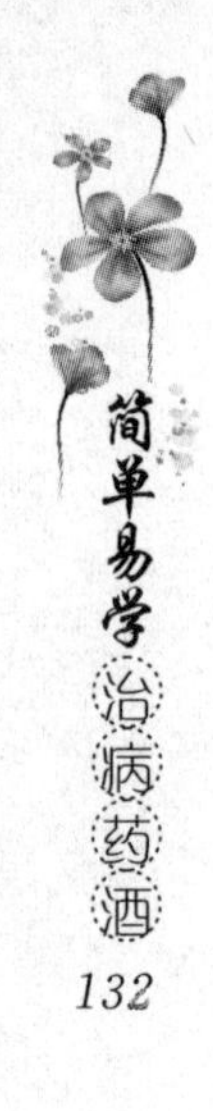

【制法】药物用水煎去渣，用黄酒冲服，连服数天。

【功效】调补气血，理气活血。

【用法】每日1～2次，每次10～15毫升。

小贴士

薤白可用于治疗冠心病（胸痹），由于其辛散苦降、温通滑利，善散阴寒之凝滞，行胸阳之壅结，为治胸痹之要药。治寒痰阻滞、胸阳不振所致胸痹证，常与瓜蒌、半夏、枳实等配伍，如瓜蒌薤白白酒汤、瓜蒌薤白半夏汤、枳实薤白桂枝汤等。若治痰瘀胸痹，则可与丹参、川芎、瓜蒌皮等同用。用于脘腹痞满胀痛，泻痢里急后重。本品有行气导滞、消胀止痛之功。治胃肠气滞，泻利里急后重，常与木香、枳实同用。若治胃寒气脘腹痞满胀痛，可与高良姜、砂仁、木香等同用。

黄芪生脉酒

【配料】黄芪、麦冬、丹参各50克，桂枝、当归各20克，西洋参、五味子、炙甘草各15克，三七10克（粗粉碎）。

【制法】上药一起入50度白酒1500毫升，振摇或搅拌每日2次，浸泡半月即可开始饮服。

【功效】扶阳救逆，益气养阴，活血安神。主治阴阳两虚、瘀血阻络型之冠心病。

【用法】每日1～2次，每次10～15毫升。

生脉救心酒

【配料】人参 20 克，麦冬 30 克，五味子 20 克，丹参 10 克，当归 10 克，柏子仁 10 克，白酒 1000 毫升。

【制法】共研粗末，入白酒中，振摇或搅拌每日 2 次，浸泡半月即可饮服。

【功效】益气养阴，活血化瘀，养心安神。主治气阴虚损、瘀血阻络型之冠心病。

【用法】每日 1～2 次，每次 10～15 毫升。

祛除失眠的药酒

失眠是生活中最易发生的一种症状，主要表现为上床难以入睡，或早醒或中间间断多醒；或多梦、噩梦，似睡非睡；或通宵难眠。这样的睡眠状况，如果发生的时间较短，且白天无其他明显不适症状，也不影响工作、学习和社会活动功能，可称失眠。如果出现失眠持续时间 2～3 周以上，并有头晕胀痛、心慌心烦等症状，明显影响工作、学习和社会活动时，才是一种疾病的表现，当称失眠症。失眠是日常生活某些干扰因素引起的常见现象，一般经过自身精神或生活上的调理，不需服用什么安眠药物，于数日后可以自动恢复正常。同时说明正常睡眠功能可以自身调节，在日常生活中有时出现短时间的失眠症状，不必奇怪，也不必担心，同时也不必急于服用安眠药，自身调节恢复正常是首要方法。随着市场经济的发展和竞争的加剧，我国失眠人群正呈逐年上升趋势，在医院就诊人次也不断增加。科研人员还发现，目前三分之一的高血压病例和五分之一的心脏病是由不良睡眠引发的。所以说失眠的防治对于健康有十分重要的意义。

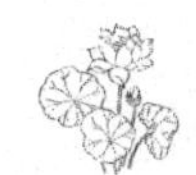

大蒜砂糖酒

【配料】大蒜头 300 克，白砂糖 200 克，白酒 1000 毫升。

【制法】将大蒜头剥去外皮和薄膜，洗净，沥干水分，拍裂，颗粒大者可切 2～3 片；将剥去皮的大蒜头装入酒瓶中，倒进白酒和白糖，加盖密封，放置于阴凉处，经过 2～3 月即成。饮用时取上清酒液服用。

【功效】防病健体，抗菌健胃。适用于消除疲劳，预防感冒腹泻，抗菌，软化血管，治疗失眠、炎夏精神不振等。

【用法】每日 1～2 次，每次 10～20 毫升。

小贴士

大蒜性味辛温，是目前公认的具有较好保健作用的食品。其含有特有味道的物质称为蒜素，此物质与体内的维生素 B_1 结合后，可参与体内的新陈代谢，对血管系统有良好的保健作用。此外大蒜素还可以抑制多种细菌、病毒。大蒜含有的其他有效成分对于消除疲劳、强身强精、健胃、改善失眠、预防感冒等有较好效果。因本酒有一定的难闻气味，饮用时可适当加水稀释，或加入蜂蜜、果汁等调和味道。

灵芝酒

【配料】白酒 500 毫升，灵芝 50 克。

【制法】灵芝用水洗净，放进白酒瓶内，盖封严；酒逐渐变成红颜色，1 周就可饮用。

【功效】主治神经官能症引起的失眠。

【用法】每晚吃饭时或睡觉前根据自己的酒量，多则喝15毫升左右，如果平时不喝酒的人可少喝。

柏子仁归身酒

【配料】茯苓、柏子仁去油、归身各30克，生地黄45克，酸枣仁15克，麦门冬、龙眼肉各60克，白酒3000毫升。

【制法】将前7味药装入纱布袋内，与白酒一起置入容器中，密封浸泡15天以上。密封浸泡期可加温2～3次，以利有效成分析出。

【功效】养心安神。适用于心悸怔忡、倦怠乏力、面色不华、烦躁、失眠、多梦易醒等症。

【用法】早晚各1次，每次饮服30毫升。

【禁忌】脾胃虚弱，腹泻者慎服。

五味子酒

【配料】五味子80克，白酒500毫升。

【制法】将五味子洗净，装入玻璃瓶中，加入酒浸泡，瓶口密封，浸泡期间，每日振摇1次，浸足半个月后即可饮用。

【功效】养心安神。主治神经衰弱、失眠、头晕、心悸、健忘、烦躁等症。

【用法】每日3次，每次饮15毫升。

熟地枸杞酒

【配料】熟地15克，枸杞子、制首乌、薏苡仁各12克，当归10克，沉香末2克，龙眼肉10克，陈酒1000毫升。

【制法】将陈酒注入坛中；上药捣碎装入绢袋，浸于酒中，10天后即可饮用。主治失眠症，其表现是经常性的睡眠困难，该入睡时，难以入

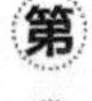
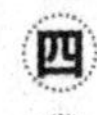

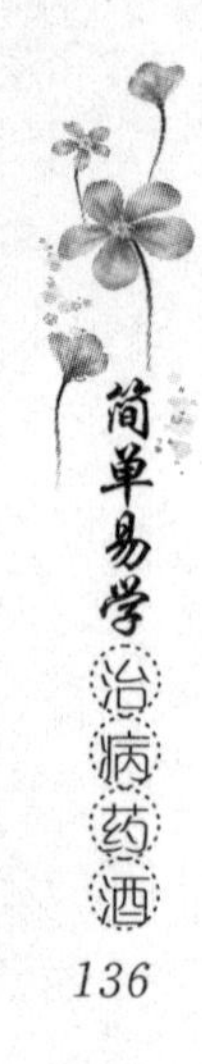

睡，或睡中易醒，睡后无清新感，精神不振，有的甚至通宵不能成寐。

【用法】每次饮3毫升，临睡前温服，不宜多饮。

枸杞茯神酒

【配料】枸杞子、茯神、生地、熟地、山茱萸、牛膝、远志、五加皮、石菖蒲、地骨皮各18克，米酒2升。

【功效】补肝肾，益精血，强筋骨，安神。主治腰膝无力、心悸健忘、须发早白、夜寐不安。

【制法】上药研碎，装入细纱布袋内，放入酒坛，加米酒2升，密封，浸泡15天即成。

【用法】每日晨起服10～20毫升，不可过饮。

熟地养神酒

【配料】熟地9克，甘枸杞、白茯苓、建莲肉、山药、当归身各6克，大茴香、木香各2克，薏苡仁、酸枣仁、续断、麦冬各5克，丁香2克，桂圆肉20克，白酒1000毫升。

【制法】将上述茯苓、山药、薏苡仁、建莲肉制成细末，余药切成片，一起装入绢袋内，以白酒浸于罐内封固，隔水煮至药浸透，取出静置数日后即成。

【功效】安神定志，益肾通阳。主治肾阴阳两虚所致的失眠多梦、健忘。

【用法】随量饮之。

熟地人参酒

【配料】熟地15克，人参、白术、当归、天冬、枸杞子各9克，柏子仁、远志各8克，白酒1000毫升。

【制法】上药研碎，装入绢袋内，放入瓷罐里，加酒，浸10天左右。

【功效】健脾和胃，补气养血，安神定志。主治头晕心悸、睡眠不安，或各种肿疡后期，疮口不能收敛。

【用法】每日2次，早晚温饮20毫升。

枸杞酸枣酒

【配料】枸杞子40克，酸枣仁30克，五味子25克，香橼20克，何首乌18克，大枣15克，白酒1000毫升。

【制法】上方药物，加白酒1000毫升，共浸酒1周后滤出备用。

【功效】补肾滋阴，安神清心。主治失眠伴腰膝酸软、五心烦热者，对肝肾阴虚、入睡迟者效佳。

【用法】每晚睡前服20～30毫升。

益智安神酒

【配料】远志15克，熟地30克，菟丝子15克，五味子15克，石菖蒲15克，川芎10克，地骨皮30克，米酒1500毫升。

【制法】将上述各药拣去杂质，冲洗干净，晾干；用米酒适量润透各药，隔水蒸30分钟，取出待凉，装入酒器中，加入米酒，密封浸泡2周，过滤取渣，备用。

【功效】补益心肾，安神益智。适用于身体虚弱、记忆力减退、经常头痛头晕、睡眠不宁、精神不振、心悸不安等。

【用法】每日2次，每次15～30毫升。

麦冬安神酒

【配料】麦冬60克，柏子仁30克，茯苓30克，当归30克，桂圆肉50克，生地30克，米酒5斤。

【制法】将上述各药切碎，用绢布袋装，放入酒器内，倒进白酒，加盖，密封浸泡1个月。启封后，过滤去渣，即可饮用。

【功效】补血养心，益阴安神，健身养颜。适用于心阴不足引起的心烦心悸、神经衰弱、失眠健忘、多梦倦怠、容颜憔悴等。

【用法】每日2次，每次20～30毫升。

枣仁安神酒

【配料】酸枣仁50克，乳香50克，牛黄0.3克，朱砂5克，蜂蜜120克，糯米150克，米酒300毫升。

【制法】将酸枣仁和糯米略炒，磨成细末；将乳香、牛黄、朱砂各自研细末；将乳香、酸枣仁与糯米、蜂蜜同置于锅内，加入米酒，用小火熬成稀糊状，待冷后，加入牛黄、朱砂，搅拌均匀，倒入干净瓷器中备用。

【功效】除烦安神。适用于烦躁失眠、心神不宁等。

【用法】每日睡前服20～30毫升。

桂圆酒

【配料】桂圆肉250克，白酒400毫升。

【制法】将桂圆肉切碎，装入瓷器中，加入白酒浸泡15～20天即成。

【功效】养血安神。治疗神经衰弱、失眠、健忘、心悸等症。

【用法】每日2次，每次10～20毫升。

灵芝丹参酒

【配料】灵芝30克，丹参10克，三七5克，米酒500毫升。

【制法】将以上药物粗加工成碎颗粒，用绢布袋盛，扎紧口；将米酒倒入干净酒器中，放入药袋，加盖密封，置阴凉处；经常摇动，15日后开封，去掉药袋，将酒液贮存备用。

【功效】滋补肝肾，养血。用于腰膝酸软、眩晕失眠等。

【用法】每日早晚各1次，每次饮服20毫升。

单味远志酒

【配料】远志10克，白酒500毫升。

【制法】将远志加工研末，浸入白酒中封固瓶口，置阴凉处。每日摇晃1次，7天后即可饮用。

【功效】安神益智，消肿止痛。适用于惊悸失眠、迷惑善忘、痈疽肿毒等症。

【用法】每日1次，每次饮服10～20毫升。

葡萄酒

【配料】新鲜葡萄5斤，酒曲2两。

【制法】将葡萄洗净，拣去烂者，绞榨取汁，加入酒曲，搅匀，装酒坛中，密封坛口，置温热处发酵成酒。

【功效】养心益血，活血安神。

【用法】每日2次，每次20～50毫升，或随量饮服，也可佐餐饮用。

养血安神酒

【配料】酸枣仁50克，甘草、知母、茯苓、川芎各20克，白酒1000毫升。

【制法】上药入酒中浸泡，密封7天后开封即可饮用。

【功效】养血安神，清热除烦。主治头晕目眩、咽干口燥、心悸盗汗、虚烦不得眠。

【用法】每日1次，每次10～20毫升，晚饭后饮用最佳。

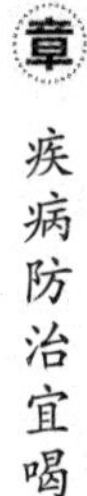

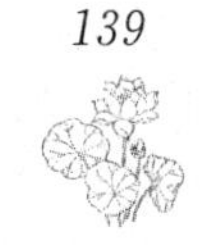

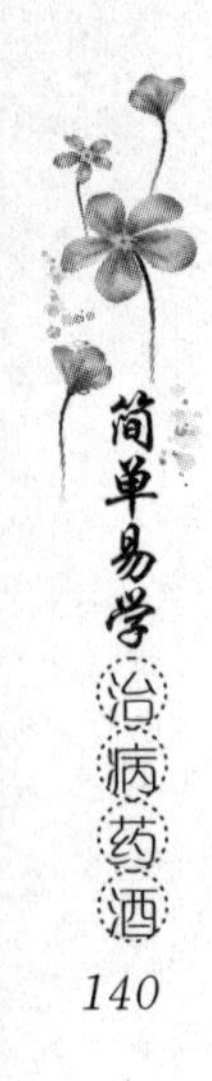

小贴士

失眠患者睡前不宜饮药酒，药酒中的酒精可能导致睡眠呼吸暂停。如睡眠中多次发生呼吸暂停，则会导致血压升高、心脏功能衰竭等后果，甚至发生猝死。另外药酒不宜与某些药物同用，在服用安眠药、抗过敏药、消炎镇痛药时，如饮用药酒，则药酒会与以上药物发生化学反应，导致血压降低、心跳减慢、呼吸困难等不良后果。

祛除慢性胃炎的药酒

慢性胃炎系指不同病因引起的各种慢性胃黏膜炎等病变，是一种常见疾病，发病率较高的疾病。其临床表现多种多样，但以胃痛或上腹部不适及胀闷为主，常伴有食欲不振、嗳气、恶心、呕吐、泛酸等症。导致慢性胃炎的原因有多种，但饮食因素是慢性胃炎患者的主要致病因素之一。现代医学认为长期的不良饮食习惯，如进食过急，喜食过热，或长期饮用辛辣调味品，生冷粗硬食物，浓茶烈酒等反复刺激胃黏膜以至引起慢性胃炎。而慢性胃炎是最易患的一种常见病，饮食调养在慢性胃炎的治疗中有非常重要的作用，没有一个好的饮食习惯和饮食方法，慢性胃炎的治疗则是非常艰难的，而饮食中的药酒对慢性胃炎的治疗有一定的辅助作用。

人参养胃酒

【配料】人参 30 克，白酒 500 毫升。

【制法】将人参泡入白酒内，加盖密封，置阴凉处，浸泡 7 日后即可服用。酒尽添酒，味薄即止。

【功效】补中益气，通治诸虚。主治面色萎黄、神疲乏力、气短懒言、音低、久病气虚、心慌、自汗、食欲不振、易感冒等症。临床证明，本药酒还可用于治疗脾虚泄泻、气喘、失眠多梦、惊悸、健忘等症，效果亦佳。

【用法】每日两次，每次10～15毫升。

草果山楂酒

【配料】草果仁10克，山楂5克，白酒250毫升。

【制法】草果仁、山楂洗净，晾干，泡入白酒中7～10天即可。

【功效】温中燥热，化积消食，通气理中。适用于消化不良、脘腹胀痛、反胃食积等症。

【用法】每日2次，每次饮服10～15毫升。

青梅止痛酒

【配料】青梅30克，黄酒100毫升。

【制法】将青梅和黄酒放入瓷杯中，置有水的蒸锅中加热蒸炖两分钟，去渣即成。

【功效】醒胃，杀虫，止痛。主治食欲不振，蛔虫性腹痛以及慢性消化不良性泄泻者，均可用之。

【用法】每次温服10～30毫升。

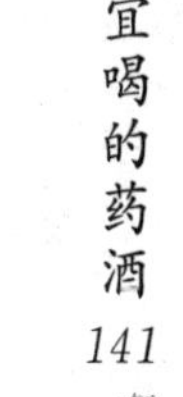

小贴士

草果又称草豆蔻，香料植物。草果是云南特产的调味品。品质以干爽、个大、均匀饱满、色褐红、味辛辣、把短者为佳。草果茎、叶、果均可提芳香油，用作调味香料。全果除作食品调料外，还可入药，味辛性温，具有温中、健胃、消食、顺气的功能，主治心腹疼痛、脘腹胀痛、恶心呕吐、咳嗽痰多等。草果含挥发油，有浓郁的辛香气味，用作烹调，能去腥除膻，增进菜肴味道，特别是烹制鱼、肉时，有了草果其味更佳。中医认为，草果辛温，入脾、胃经，有燥温除寒、健胃消滞、祛痰截疟的功效，可用以治腹痛痞满、呕吐、泻痢等病症，用于消酒毒，去口臭亦佳。草果是配制五香粉、咖喱粉等的香料，还是食品、香料、制药工业的原料。

核桃刺梨酒

【配料】核桃(鲜果)250克，刺梨根130克，白酒1000毫升。

【制法】将鲜核桃果捣碎，刺梨根切碎，和白酒，冷浸去浸渍，20日后即可服用。

【功效】补气，消炎，解痛。用于慢性胃肠炎、腹痛。

【用法】每次10毫升，每日3次。

地榆木香酒

【配料】地榆50克，青木香50克，白酒1000毫升。

【制法】取药材切碎，加白酒按浸渍法制备。

【功效】行气消胀缓痛。用于慢性胃炎。

【用法】每次 10 毫升，早晚各一次。

佛手酒

【配料】佛手 60 克，白酒 500 毫升。

【制法】将佛手洗净，用清水润透后切片，再切成 3 份正方形小块，经风吹略收水气后，放入坛(瓶)内，然后注入白酒，封口浸泡。每隔 5 日，将坛搅拌或摇动一次，10 日后即可开坛，滤去药渣即成。

【功效】疏肝理气，和脾温胃。

【用法】每次服用 10 毫升。

番茄酒

【配料】新鲜番茄 1000 克，白糖 200 克，柠檬酸 10 克，酒曲 20 克，60 度白酒 100 毫升。

【制法】选新鲜成熟优质番茄，洗净，晾干表面水分，放在榨汁机中榨汁，过滤取液；在果汁中加入白糖，搅拌调匀，使溶解；加入柠檬酸，将果汁倒入清洁干燥的酒器中，加酒曲，搅拌均匀，盖好封口，在 25℃左右条件下发酵 5 天，每天搅拌数次；然后将发酵的果汁倒入另一只干净酒器，加盖密封，在 1～5℃低温中存放 3 个月；然后取上清液，加入白酒，另加适量的白糖，放置 2～3 天，过滤，装瓶，在 85℃下灭菌 10 分钟，即成。

【功效】开胃消食。用于食欲不振。

【用法】每日 3 次，每次 20～30 毫升。

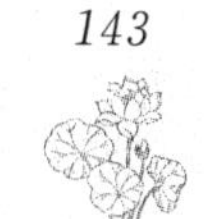

小贴士

佛手又名九爪木、五指橘、佛手柑，被称为“果中之仙品，世上之奇卉”，雅称“金佛手”。佛手是形、色、香俱美的佳木。佛手的花有白、红、紫三色。白花素洁，红花沉稳，紫花淡雅。佛手的叶色泽苍翠，四季常青。佛手的果实色泽金黄，香气浓郁，形状奇特似手，千姿百态，让人感到妙趣横生。有诗赞曰：“果实金黄花浓郁，多福多寿两相宜，观果花卉唯有它，独占鳌头人欢喜。”佛手的名也由此而来。佛手不仅有较高的观赏价值，而且具有珍贵的药用价值、经济价值。佛手全身都是宝，其根、茎、叶、花、果均可入药，辛、苦、甘、温，无毒，入肝、脾、胃三经，有理气化痰、止咳消胀、舒肝健脾和胃等多种药用功能。据史料记载，佛手的根可治疗四肢酸软；花、果可泡茶，有消气作用；果可治胃病、呕吐、噎嗝、高血压、气管炎、哮喘等。

佛手五加皮酒

【配料】佛手 30 克，五加皮 30 克，木瓜 12 克，木香 6 克，山栀 15 克，良姜 9 克，砂仁 9 克，公丁香 6 克，当归 18 克，广皮 15 克，青皮 12 克，肉桂 9 克，白酒 1500 毫升。

【制法】将上述药物装入绢袋内，浸于白酒中，用文火加热 30 分钟后过滤，加冰糖 10 克溶化，以瓷坛或玻璃瓶存贮。

【功效】适用于肝郁气滞、脾胃不和、胸胁满闷心烦、气逆欲呕、食欲不振、胃脘胀痛等症。

【用法】服用时，每日早晨、中午各温服二三小盅，孕妇忌服。

川椒温胃酒

【配料】川椒30克，黄酒500毫升。

【制法】将川椒炒后用黄酒浸之。

【功效】温胃散寒。适用于胃脘冷痛等症。

【用法】每日2次，每次饮服10毫升。

> **小贴士**
>
> 花椒是中国特有的香料，有"中国调料"之称。花椒位列调料"十三香"之首，为职业厨师和家庭主妇所青睐，尤以川菜中使用最为广泛。无论红烧、卤味、小菜、四川泡菜、鸡鸭鱼肉等菜肴均可用到它，也可粗磨成粉和盐拌匀为椒盐，供蘸食用。中医认为，花椒有芳香健胃、温中散寒、除湿止痛、杀虫解毒、止痒解腥之功效。花椒气味芳香，可以除各种肉类的腥臊臭气，改变口感，促进唾液分泌，增加食欲。

灵脾肉桂酒

【配料】仙灵脾100克，陈橘皮15克，豆豉、黑豆皮各30克，连皮大腹槟榔3枚，肉桂30片，生姜3片，葱白3根，黄酒1000毫升。

【制法】将葱白切段，上药捣碎，以白布袋盛之，用黄酒浸泡，挂药不令到底，塘灰火、热灰火外煨24小时，取出候冷备用。

【功效】温补肾阳，健脾利湿。适用于脾肾两虚、脘腹冷痛、食欲不

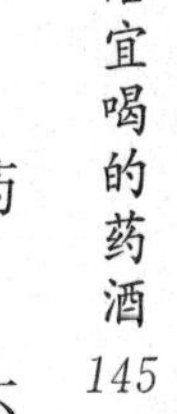

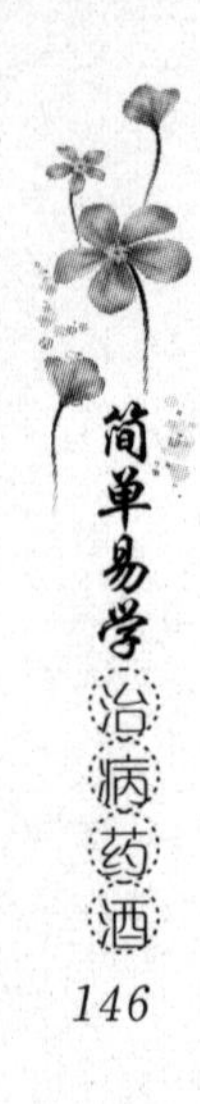

佳、腰酸体弱。

【用法】早晚各1次，每次温服10～20毫升。

【禁忌】阴虚内热，症见潮热，盗汗，口干舌红者忌服。

附子酒

【配料】制附子30克，醇酒500毫升。

【制法】上药捣碎如麻豆大，置于干净的瓶中，倒入醇酒浸泡3～5天后开取。

【功效】温中散寒，止痛。适用于四肢不温、冷汗淋漓、面色苍白、呕吐冷痛、关节痛等症。

【用法】每日2次，每次饮服15～20毫升。

丁香山楂酒

【配料】丁香2粒，山楂6克，黄酒50克。

【制法】将黄酒放在瓷杯中，加入丁香、山楂，把瓷杯放入锅内蒸炖10分钟，趁热饮酒。

【功效】温中止痛。适用于感寒腹痛、吐泻等。

【用法】趁热1次饮服。

治疗消化性溃疡的药酒

消化性溃疡即我们常说的溃疡病。它是一种严重危害人们身体健康的常见的消化道疾病。溃疡灶可以发生于胃肠道与酸性胃液相接触的任何部位。据临床资料统计，约90%的患者发生于胃和十二指肠部位，又以十二指肠最多见。本病在人群中发病率很高，据统计，每5个男人和每10个女人中，可有1人在一生中曾患过本病。发病者男多于女，男女之比约(3.8～8.5)∶1；可发生于任何年龄，但以20～50岁者多见，约占80%，随着人口平均年龄的增长，老年患者的比例有所增加。若治疗及时，溃疡可以愈合；治疗不及时，有并发大出血、梗死、穿孔及发生癌变的可能性。以下药酒方对消化性溃疡有一定的辅助疗效。

小贴士

过去一直认为，酒精可以刺激胃，使胃酸的分泌增多，另外认为酒精可以直接破坏胃黏膜的屏障，而引起黏膜的损伤，并使溃疡的愈合减慢，甚至进一步加重溃疡的病变。但近年来在一些国际会议上，有些专家人士指出，少量饮用白酒可以增加胃黏膜的血流量，有促进溃疡愈合及组织再生的效果。一般认为，中等量的饮酒不至于引起消化性溃疡，不过，大量饮酒会使原有的溃疡加重或延缓溃疡的愈合，这一点是无疑的，所以对已经诊断明确的胃溃疡患者，应尽量不饮酒，或少量饮白酒。由此可见适量的药酒对于消化性溃疡患者的治疗是安全的。

黄狗暖胃酒

【配料】小黄狗肉2000克，曲30克，糯米7500毫升。

【制法】将小黄狗去内脏，洗净，煮烂，连汁和曲、糯米如常法酿酒。

【功效】肾阳虚损之小腹冷痛。

【用法】每日3次，每次空腹饮2～3小杯。

青皮核桃酒

【配料】青皮核桃200克，白酒500毫升。

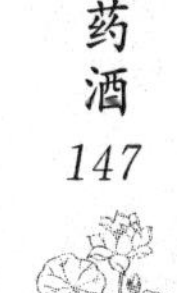

【制法】青皮核桃洗净，打碎，装入瓶内，加入白酒，密封曝晒20 天。待酒与核桃均呈黑色，过滤，加入单糖浆 120 毫升即成。

【功效】解痉止痛。适用于老年胃及十二指肠溃疡、胃炎等痉挛性腹痛。

【用法】每次服 10 毫升，每日 2 次，或痛时即服。

佛手养胃酒

【配料】佛手 40 克，白酒 1000 毫升。

【制法】佛手洗净，用清水润透后切片，再切成 1 厘米的方块，待风吹略收水气后，放入坛或瓶内，然后注入白酒，封口浸泡，隔 5 天，将坛搅拌或摇动 1 次，20 天后开坛去渣取用。

【功效】疏肝理气。适用于肝气犯胃型老年胃溃疡，症见胃脘胀满、脘痛如撑、连及胁痛、嗳气吐酸、大便不畅，常因情志不舒而痛，嗳气或矢气后疼痛稍减。

【用法】每日酌量饮 20～30 毫升。

金橘开胃酒

【配料】金橘 600 克，蜂蜜 120 克，白酒 1500 毫升。

【制法】将金橘洗净、晾干，拍松或切瓣，与蜂蜜同放于酒中，加盖密封，浸泡 2 个月即成。

【功效】理气，解郁，开胃。适用于食欲不振、食滞胃呆、咳嗽痰稀白等症。

【用法】每日 2 次，每次 15～20 毫升。

丁香暖胃酒

【配料】丁香 3 粒，黄酒 50 毫升。

【制法】将丁香洗净，倒入瓷杯中，加入黄酒，再把瓷杯放在有水的蒸锅中，加热蒸10分钟即成。

【功效】温中，暖胃，降逆。适用于感冒、寒性腹痛、腹胀、吐泻、反胃、疝气、癖症等。

【用法】趁热一次服下。

小贴士

吃了消毒不完全的牛奶或者煮熟的牛肉，经常会发生食物中毒的事情，只是由于含有O157型大肠杆菌的缘故。患者会有发烧、呕吐、腹疼等症状，严重的还会出现水肿、抽筋等，甚至转成肾衰竭，实在不可忽视。不过有研究人员发现在含有百万个O157型大肠杆菌的苹果汁实验品中，加入丁香就能杀死O157型大肠杆菌，效果非常显著。所以在烧牛肉时不妨放一些，它会大大减少中毒的机会。

纠正缺血、贫血的药酒

贫血是指血液中红细胞的数量或红细胞中血红蛋白的含量不足。贫血的种类不同，治疗的方法也截然不同。根据贫血的病因及发病机理分类，可分为缺铁性贫血、叶酸和维生素B_{12}缺乏的巨幼红细胞性贫血、再生障碍性贫血、慢性系统性疾病（如慢性炎症、感染、尿毒症、肝病、肿瘤等）伴发的贫血及遗传性、溶血性贫血、急性失血后贫血、慢性失血后贫血，其中以缺铁性贫血最为常见。患有本病的患者在积极进行治疗的同时，了解本病的特点及调养也十分必要。缺铁性贫血的临

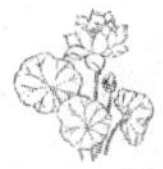

床表现有面色苍白或萎黄，唇甲色淡，倦怠乏力，头晕健忘，耳鸣眼花，失眠多梦，食欲不振，恶心呕吐，消化不良，腹胀腹泻，口舌生疮，心悸气促，动作尤甚，月经不调，性欲减退，严重者还可有肢体水肿，毛发脱落，心脏扩大，心尖区收缩期杂音等，而以下药酒方对纠正贫血有一定的辅助治疗作用。

参归补虚酒

【配料】全当归、白术各26克，川芎10克，炒白芍18克，生地黄、人参各15克，云苓、炙甘草各20克，五加皮25克，肥红枣、胡桃肉各36克，白酒1500毫升。

【制法】把全当归、生地黄经酒洗，将红枣去核，上述药共研细，以棉纱布包贮置于坛内，倒入好酒浸之，煮1小时后取下，候冷，取出放置7日，去渣便可饮服。

【功效】补气和血，调脾胃，悦颜色。适用于气血两虚、面黄肌瘦、劳累倦怠、精神萎靡、脾虚食欲不振。

【用法】每日3次，每次温饮10～20毫升。

柏子首乌酒

【配料】柏子仁、何首乌、肉苁蓉、牛膝各30克，白酒1000毫升。

【制法】将上药加工切碎，入净器中，倒入白酒浸泡，封固。置阴凉处，每日摇晃数下，春夏10日，秋冬20日，澄清即得。

【功效】益气血，补五脏，悦颜色。适用于气血不足、心慌气短等症。

【用法】每日2次，每次饮服10～15毫升。

当归白芍酒

【配料】当归20克，白芍15克，炙甘草12克，五加皮60克，红枣、核桃肉各30克，糯米酒5000毫升。

【制法】将上药切薄片，用绢袋盛好，浸于酒中，密封，隔水加热约1小时，然后取出静置21天，过滤后饮用。

【功效】补益气血。适用于食少乏力、易于疲倦、面色少华、头眩气短、月经量少色淡、腰膝酸软等症。

【用法】每日3次，每次温饮15～20毫升。

降低血糖的药酒

糖尿病是一种以血糖升高为主要特征，同时伴有体内糖、脂肪、蛋白质、水和盐代谢紊乱的全身慢性疾病。糖尿病是环境和遗传两个因素长期共同作用的结果。糖尿病主要的表现为“三多一少”，即多饮、多食、多尿，体重减少，并伴有乏力、消瘦等症状。目前控制饮食是各种类型糖尿病患者的基本治疗方法。由于糖尿病是一种终身疾病，对糖尿病的治疗应该坚持饮食治疗、体育疗法和药物治疗的综合治疗方法。其中饮食治疗是最基本的治疗方法，糖尿病患者的饮食必须注意多吃低糖、低脂肪、高蛋白、高纤维的食物，不仅能治疗疾病，还可达到营养平衡，增强机体抵抗能力。如果控制得好可以过正常人的生活。

人参枸杞酒

【配料】人参20克，枸杞子250克，白酒1000毫升。

【制法】将人参烘软切片，枸杞子除去杂质，用纱布袋装药扎口备用。白酒装入酒坛内，将装有人参、枸杞的布袋放入酒中。酒坛加盖密闭浸泡10～15天，每日搅拌1次，泡至药味尽淡，用细布滤除沉淀，即成。

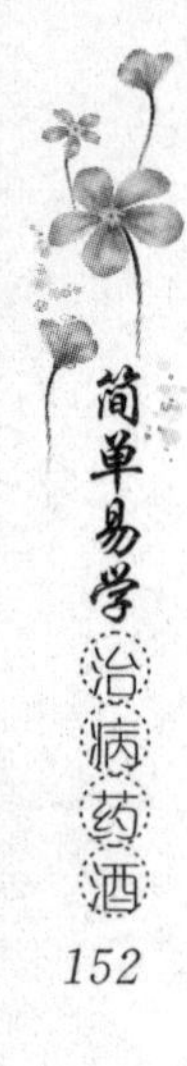

【功效】益气养血。用于糖尿病气血两虚，症见久病体虚、贫血、营养不良、神经衰弱。

【用法】每日 2 次，每次服 10 毫升。

首乌黄精酒

【配料】首乌 50 克，黄精 50 克，枸杞 50 克，低度白酒 1000 毫升。

【制法】将首乌、黄精、枸杞洗净，装入纱布袋内，扎紧口，放入酒罐内。将白酒倒入酒罐内，每天搅拌 1 次，浸泡 30 天即成。

【功效】滋补肝肾，养阴生精。用于糖尿病肝肾亏虚者，症见尿频量多、腰膝酸软无力、头昏耳鸣、舌淡、脉细弱。

【用法】每日 2 次，每次服 10 毫升。

地黄降糖酒

【配料】干地黄 80 克，白酒 500 毫升。

【制法】将地黄用冷水快速冲淋后，晒干备用。将地黄放入白酒罐内，用不透气的塑料皮封严罐口。每天将酒罐摇 10 分钟，浸泡 7 天以后即可饮用上清酒液。

【功效】滋阴养血，舒筋活血。用于糖尿病阴血不足，筋脉失养者，症见面色无华、口舌干燥、肢体麻木、疼痛等症。

【用法】每日 2 次，每次 10～15 毫升。

仙灵脾降糖酒

【配料】仙灵脾 80 克，白酒 500 毫升。

【制法】将仙灵脾用水快速冲淋去灰屑，沥干，装入纱布袋内，扎紧口放入酒罐内。将白酒倒入罐内，盖好盖，浸泡 7 天即成。

【功效】滋补肝肾，强壮筋骨。用于糖尿病阴阳两损，命门火衰者，症见全身乏力、腰痛肢软、阳痿不举、四肢欠温、口干不渴、脉沉细、舌质淡嫩、苔薄而润。

【用法】每日2次,每次服10毫升。

茯苓降糖酒

【配料】茯苓50克,白酒500毫升。

【制法】将茯苓用冷水快速冲淋后,放入罐中。将白酒装入酒坛内,密封坛口,每天振摇1次,30天后即可服用。

【功效】补虚益寿,强筋壮骨。适用于糖尿病脾虚失运者,症见神疲乏力,纳谷不馨,肌肉麻痹、沉重,日见痿弱等症。

【用法】每日2次,每次服10克。

灵芝丹参酒

【配料】灵芝30克,丹参5克,三七5克,白酒500毫升。

【制法】将三七、丹参、灵芝洗净、沥干后放入酒坛内。加入白酒,盖上坛盖,每天搅拌1次,浸泡30天即成。

【功效】养血活血,健脾安神。

【应用】用于糖尿病合并冠心病,证属阴血不足,瘀血内阻。症见口舌干燥、胸闷憋气、头昏失眠、舌淡青紫、脉结代。

【用法】每日1次,每次15～20毫升。

药酒能治疗风湿性关节炎

酒性辛温走窜,有祛风散寒、舒筋活血的作用,用酒治疗风寒湿痹有效。中药进行炮制,则药力借酒力通达四肢关节,使气血行而风湿除,筋骨强而痹病愈。长期饮用对治疗慢性风湿性关节炎有较好疗效。常用的有三蛇药酒治疗风痹肌肤不仁;丁公藤风湿药酒治疗瘀血痹痛;

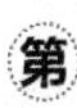

五加皮酒治疗痹证而有中气不足者。此外还有木瓜酒、追风酒、豹骨木瓜酒、参茸蕲蛇药酒等。也可用威灵仙、牛膝、杜仲、木瓜、桑枝、党参、黄芪、当归、白芍等中药1～3味，加入酒中浸泡，自制成药酒。每次10～15毫升，每日2次。除内服外，史国公药酒、木瓜酒等还可擦患部，或加点穴按摩，或加用小木棒叩击，亦有一定疗效。

乌梢蛇祛痹酒

【配料】乌梢蛇1条，酒1000毫升。

【制法】将蛇置净瓶中用好酒1000毫升浸泡3～4日后，即成药酒。或用乌梢蛇肉1条，袋盛，酒曲适量置于缸底，糯米饭盖之。3～7日酒熟，去渣将酒收贮瓶中，每次服1～2杯，每日3次。

【功效】祛风通络。主治用于颈椎病肌肤麻木等。可用于风湿顽痹、筋脉拘挛、关节不利、肌肤麻木。乌梢蛇能搜风通络，尤其适用于痹证日久者，可随证配伍用之。

【用法】早晚各1次，每次10～15毫升。

木瓜牛膝酒

【配料】木瓜120克，牛膝60克，桑寄生60克，白酒500毫升。

【制法】将上药浸入白酒中7天。

【功效】活血化瘀，通络止痛。主治风湿性关节炎属瘀血痹阻者。

【用法】每日2次，每次10～20毫升。

独活人参酒

【配料】独活45克，白藓皮15克，羌活30克，人参20克，酒适量。

【制法】将独活、羌活分别去芦头，上4味药，捣为粗末备用。每用10克药末，同水7分，酒3分，煎至7分。

【功效】通络止痛。主治风湿性关节炎。

【用法】去渣温服，不拘时候。

僵蚕黑豆酒

【配料】黑豆、僵蚕各250克，白酒1000毫升。

【制法】将黑豆炒焦，以酒淋之，绞去渣，贮于净器中，将僵蚕也投入净器中，以酒浸泡之。经5日去渣备用。

【功效】通络止痛。主治风湿性关节炎。

【用法】不拘时候，每次温服5～10毫升。

小贴士

中医历来认为黑豆为肾之谷，入肾具有健脾利水、消肿下气、滋肾阴、润肺燥、制风热而活血解毒、止盗汗、乌发黑发以及延年益寿的功能。正因为如此，黑豆一直被人们视为药食两用的佳品。黑豆含有较多的不饱和脂肪酸，熔点低，易于消化吸收，不会沉积在血管壁上。其最大特点是含有植物固醇，植物固醇不但被人体吸收，而且能抑制胆固醇的吸收。因此，黑豆对于动脉硬化的中老年人来说，是一种理想的保健品。僵蚕又名天虫、僵虫，为蚕蛾科昆虫家蚕蛾的幼虫感染白僵苗而致死的干燥全虫。僵蚕辛咸，祛风解痉，化痰散结。治疗中风失音、头风、喉风、喉痹、瘰病结核、风疮隐疹、丹毒、乳腺炎。

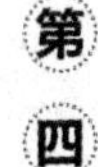

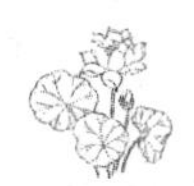

当归独活酒

【配料】独活 60 克，大豆 500 克，当归 10 克，白酒 1000 毫升。

【制法】将独活去芦头后，与当归同捣碎，置于净器中，以白酒浸泡一宿后，将大豆炒至青烟出锅，投入酒中密封，候冷，去渣备用。

【功效】通络止痛。主治风湿性关节炎。

【用法】每日 3 次，每次温饮 10 毫升。

三风止痛酒

【配料】三角风、八角风、九节风、鸡血藤、白通草、黑马草、花椒根(或用花椒 3 克)各 6 克，白酒 250 毫升。

【制法】将前 7 味切碎，置容器中，加入白酒，密封，浸泡 7 天后即可饮用。酒尽后再加白酒 250 毫升，浸泡，备用。

【功效】祛风活血，通络止痛。主治痛风性关节疼痛。

【用法】每次服 10～15 毫升。

追风止痛酒

【配料】当归、木瓜、牛膝、羌活、杜仲、茯苓各 18 克，乌梢蛇、雷公藤各 30 克，三七、蝉蜕、土鳖、红花各 6 克，枸杞、地骨皮、生川乌、生草乌、生马钱子各 6 克，蜈蚣 3 条，酒 3000 毫升。

【制法】上述药物泡酒半月后可服。

【功效】祛风通络，活血止痛。主治顽痹、骨痹。

【用法】每日 2～3 次，每次服 15 毫升。

参苓橘红酒

【配料】人参 10 克(或党参 30 克)，茯苓 50 克，橘红 30 克，白酒

1000 毫升。

【制法】先将人参、茯苓、橘红浸泡入白酒中，封闭，浸至 7 天以上。

【功效】祛风通络，活血止痛。主治痹病气虚痰阻、肌肉麻痹、骨节疼痛。

【用法】每日 3 次，每次 15～20 毫升。

木瓜牛膝酒

【配料】木瓜 120 克，牛膝 60 克，桑寄生 60 克，白酒 800 毫升。

【制法】上述药物加白酒 800 毫升，浸泡 7 天。

【功效】补肝肾，祛寒湿，通经络，止痹痛。主治痹病血瘀痹阻。

【用法】每日 2 次，每次 15 毫升。

木瓜祛痹酒

【配料】木瓜、玉竹、五加皮、羌活、独活、当归、陈皮、秦艽、川芎、红花、千年健、川牛膝、桑寄生各 10 克，白酒 1000 毫升。

【制法】上述药物加酒 1000 毫升，浸泡 7 天。

【功效】祛风活血。用于风湿痹痛，筋脉拘挛，四肢麻木，关节不利。腰肌劳损、坐骨神经痛、风湿性关节炎见上述症状者可服用。

【用法】口服每次 20～30 毫升，每日 2 次。

【禁忌】孕妇慎服。

小贴士

木瓜又称“铁脚梨”，富含各种维生素、矿物质、纤维素及果糖，果肉丰满香甜，气味独特，为炎夏中引人入胜的水果。木瓜味道清甜、软滑多汁，不但营养丰富，还有药用价值，既可鲜吃，又可做佳肴。利用它，中国的食谱上多出了不少美食。

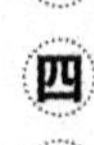

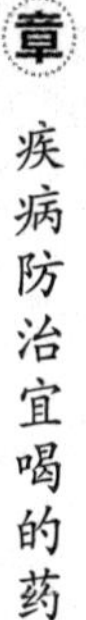

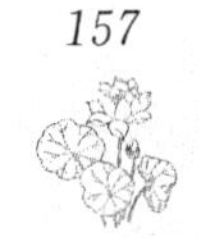

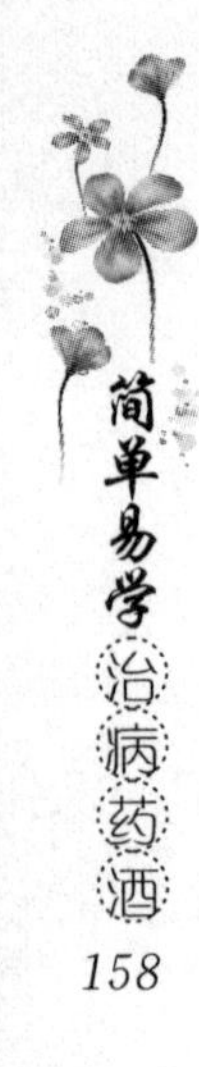

改变脱发、白发的药酒

脱发、白发是许多人感到头痛的问题，有些人尝试了许多治疗的方法都不奏效，头发依然掉个不停。如果年轻人出现了脱发更是让人苦不堪言，无形中让人增加了不该有的烦恼。研究毛发的医学专家说，人的头发有10万根之多，正常人平均每天脱发约50根左右，属于正常新陈代谢，每天脱落的头发与新生发的数量大致相同，因此不会变稀疏。如果脱发数量超过这个数字，且头发比以前明显变稀即为病理性脱发；如果平时脱发不多，但头发生长非常缓慢，头发渐稀，这也属于病理性脱发。而以下药酒方对脱发有辅助治疗作用。

首乌黑发酒

【配料】怀山药120克，当归60克，小红枣90克，生、熟首乌各500毫升，核桃肉90克，枸杞子60克，麦门冬30克，莲子肉90克，生姜汁120克，蜂蜜90克，酒曲适量，糯米5千克。

【制法】将何首乌用水煎煮；用煎何首乌的汁煮生地，至水渐干，加入生姜汁，再以文火慢煮至水尽，然后将煮熟的生地捣烂；糯米煮半熟，加酒曲酿酒，至有酒浆时，将捣烂的生地均匀调入酒糟中，3～5日后，压去糟渣，取酒液；将何首乌等其他各药切碎，装入纱布袋内，放入酒中浸泡，酒器密封，隔水加热蒸煮1个半小时，取出放阴凉处，5天后即可以服用。

【功效】补肝肾，益精血，乌须发。适用于精血不足所致的腰酸腿软、须发早白、面色萎黄、大便干结等。

【用法】每日 2～3 次，每次 5～10 毫升。

乌归黑发酒

【配料】何首乌 15 克，当归、枸杞子、生地、人参、莲子芯各 12 克，五加皮 6 克，黑大豆 25 克，桑葚子 12 克，旱莲草 9 克，五加皮酒 1500 毫升。

【制法】将上述各药碾碎，装纱布袋中，扎紧口，放入酒中密封浸泡 1 个月，每隔2～3天摇动 1 次。取出药袋，过滤，即成。

【功效】养血益肾，乌须黑发。适用于肝肾不足、气血虚弱所致的腰酸乏力、头晕耳鸣、须发早白等。

【用法】每日 2 次，每次随量饮服。

黄精黑发酒

【配料】黄精 20 克，白酒 500 毫升。

【制法】将黄精洗净切片，装入纱布袋内，扎紧口，放入酒罐内，将白酒倒入酒罐内，浸泡 30 天即成。

【功效】益脾祛温，乌发，润血燥。适用于发枯变白、肌肤干燥易痒、心烦急躁而少眠等症。

【用法】每日 3 次，每次饮服 10～20 毫升。

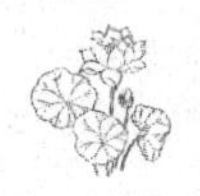

小贴士

黄精，是中药中的一味补药。唐代的大诗人杜甫有专门写黄精的诗，诗曰："长镵长镵白木柄，我生托子以为命。黄精无苗山雪盛，短衣挽袖不掩胫。"表现的主题就是冬雪下采黄精。南宋的丞相李纲也有专门写黄精的诗，诗曰："太阳之草名黄精，养性独冠神农经。扫除白发有奇效，采食既久通仙灵。"表现的主题是黄精的神奇功效。那么黄精到底是一种什么药呢？黄精又名黄芝，为服食要药，多列草部之首，属于芝草之类，因为它得坤土之精粹，又因为黄精得天地淳精，所以叫做黄精。

防治阳痿的药酒

阳痿是临房阴茎不能勃起或勃起不坚，或坚而不久，以致不能完成正常性交的一种病症，为最常见的男性性功能障碍。国外有关资料统计，阳痿病约占男性性功能障碍的37%～42%。过去认为本病多由精神因素或心理因素所致，而器质性因素引起者较少。但近年来随着检测手段的不断提高，器质性阳痿的发病率较以往提高。有人统计约30%～50%的阳痿患者有器质性疾病，而且许多患者既有精神因素又有器质性因素。本病的发病以成年居多，发病率约占10%，而且随着年龄的增长，其发病率不断上升。阳痿既是中医病名，又是西医病名。因其主要临床表现为阴茎萎软，故中医又称阳萎。服用治疗勃起功能障碍的药酒，首先要搞清勃起功能障碍产生的病因，根据病因选择适应自己症候的药酒，另外对于肝病、肾病引起的勃起功能障碍，一般不主张用药酒治疗，因为酒本身对肝、肾会造成损伤。以下药酒可供阳痿患者选用。

五加二仙酒

【配料】五加皮 60 克，仙茅 60 克，仙灵脾 60 克，白酒 1000 毫升。

【制法】将上药切碎，共同装纱布袋内，扎紧口，放入白酒中密封浸泡，隔日摇动 1 次，经 30 天即可饮用。

【功效】滋补肾阳，强腰壮骨，益精举坚。适用于男子阳虚、腰膝酸软、肢体发冷、腿软无力、阳痿滑精、男子不育等。

【用法】每日 2 次，每次温服 20～30 毫升。

【禁忌】此酒阴虚内热、口干舌红者忌服。

枸杞补肾酒

【配料】枸杞子 80 克，白酒 500 毫升。

【制法】将枸杞子洗净，泡入白酒内固封 7 天即成。

【功效】补虚益精。主治肾阳虚、勃起功能障碍不举、腰膝酸软等症。

【用法】每次 1 小杯，每日 2 次。

海狗肾糯米酒

【配料】海狗肾 1 只，糯米、酒曲各适量。

【制法】将海狗肾用酒浸泡后，捣烂，与糯米、酒曲酿酒，出酒后即可饮用。

【功效】补阳益精，祛寒强骨。主治肾虚体倦、阳痿、滑精、精冷、腰膝寒痛、痿弱。

【用法】每天 2 次，每次 10～15 毫升。

肉苁蓉酒

【配料】肉苁蓉 100 克，米酒 500 毫升。

【制法】将肉苁蓉用清水洗干净后风干，放入瓶内，注入米酒 500 毫升，泡 7 天后即可饮用。

【功效】补肾壮阳，温经活血。主治肾阳虚、勃起功能障碍不举、腰膝酸软等症。

【用法】每次 1 小杯，每日 2 次。

小贴士

素有“沙漠人参”之称的肉苁蓉是沙漠草本植物寄生药材，是国家重点保护的稀有植物，主要生长在新疆和俄罗斯的西伯利亚等地区寸草不生的盐碱地、干河沟或戈壁滩上。由于其生长环境极其恶劣，因而更具有顽强的生命力。我们的祖先很早就知道新疆肉苁蓉的非凡的药用价值，《神农本草经》将其列为上品，称其主治“五劳七伤，补中，除体中寒热痛，养五脏，强阴，益精气，久服轻身、强身、强阴、强肾、壮阳，为滋补药。”由于肉苁蓉乃平补之物，温而不热，补而不峻，暖而不燥，滑而不泄，故有“从容之名”的记载。

狗肾黄酒

【配料】狗肾1对，黄酒适量。

【制法】狗肾1对，切碎，焙熟后，碾成细末。

【功效】补肾壮阳，固精强肾。主治早泄、遗精、阳痿、腰膝酸软等症。

【用法】每晚3克，黄酒送服。每日2次。

黄精天冬酒

【配料】黄精30克，天冬30克，松叶15克，枸杞20克，苍术12克，白酒1000毫升。

【制法】将黄精、天冬、苍术均切成约0.8厘米的小方块，松叶切成米节，同枸杞一起装入酒瓶内。将白酒注入瓶内，摇匀，静置浸泡约10～12天即可饮用。

【功效】本方用黄精、枸杞、天冬补中气，益精血，滋肺肾；用松叶、苍术祛风湿，强筋骨；苍术、枸杞还能增强视力；松叶又可预防感冒。诸药制酒，共奏补虚、健身、益寿之功。主治用于体虚食少、乏力、脚软、眩晕等症，有较好疗效。无病少量常服，确有强身益寿之效。

【用法】每日2次，每次10～30毫升。

首乌地黄酒

【配料】制首乌20克，生地黄20克，白酒500毫升。

【制法】首乌洗净闷软，切成约1厘米见方的块，生地黄淘洗后切成薄片，待晾干水气同下入酒坛中，将白酒缓缓注入坛内，搅匀后封闭浸泡。每隔3天搅拌1次，约10～15天之后即可开坛滤去药渣饮用。

【功效】制首乌能补肝肾，益精血，配以生地，增补阴之效，能缓酒

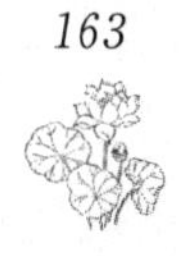

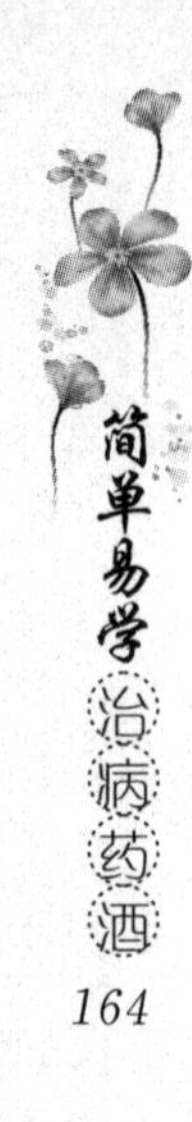

热之性。用于肝肾不足之眩晕、乏力、消瘦、腰痛、遗精、健忘、须发早白等症确有疗效。主治本方宜用于神经衰弱,病后体虚之人。无病少量常服,亦可强身益寿。

【用法】每日 2 次,每次 10～15 毫升。

巴戟二子酒

【配料】巴戟天、菟丝子、覆盆子各 15 克,米酒 500 毫升。

【制法】将巴戟天、菟丝子、覆盆子用米酒浸泡,7 天后即可服用。

【功效】补益肾阳,强身健骨。主治适用于肾虚所致精液异常、滑精、小便频数、腰膝冷痛等症。

【用法】每日 2 次,每次 10～15 毫升。

仙灵脾酒

【配料】仙灵脾 60 克,白酒 500 毫升。

【制法】将仙灵脾放入纱布袋内,浸泡在白酒中,密封 3 日后即可饮用。

【功效】补肾强骨,益精,强身健体。主治肾阳虚、勃起功能障碍不举、腰膝酸软等症。

【用法】每次 1 小杯,每日 2 次。

蚂蚁补肾酒

【配料】蚂蚁干品 20 克,白酒 500 毫升。

【制法】将夏季晒干的蚂蚁浸入白酒中,1 个月后滤去蚂蚁饮用。

【功效】补肾益气,壮力美容,抗衰老。适用于肾气不固、性冷淡、阳痿、早泄、病后脱发、再生障碍性贫血。

【用法】立冬后每天饮用 20 毫升。

小贴士

蚂蚁具有解毒、排毒、调节肠胃功能，蚂蚁酒对便秘、腹泻等肠胃功能障碍有双向调节作用，贫血、低血压、头晕、内分泌紊乱有较大的改善，使体力充沛，脸色红润，皮肤光滑，更有光泽。肾阴虚如腰酸腿软、眠不熟、健忘、口干、性冷淡等也会有不同程度的改善；祛风除湿（类风湿关节炎、慢性风湿性关节炎）的功效初现。肾阳虚引起的如阳痿、早泄、腰酸、前列腺炎等，经过挑选的黑蚂蚁是一种安全、高效的阴阳双补、气血双补的温和滋补良药。内含有大量的硒原子等微量元素，科学界推崇其为微量元素中的“抗癌之王”。

狗脊菟丝酒

【配料】狗脊 60 克，菟丝子 60 克，米酒 1500 毫升。

【制法】将以上材料用清水洗干净后风干，然后将其放入酒瓶内，加米酒，密封瓶口。

【功效】补肾益气，强筋健骨。主治腰脊酸痛、性功能减退等症。

【用法】浸泡 10 日左右，即可以饮用。每天 2 次，每次 1 小盅。

杜仲补肾酒

【配料】杜仲 100 克，白酒 1000 毫升。

【制法】将已洗净的杜仲切碎，放入酒中浸泡，封盖。浸 7 天后可

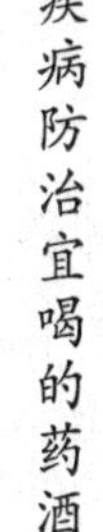

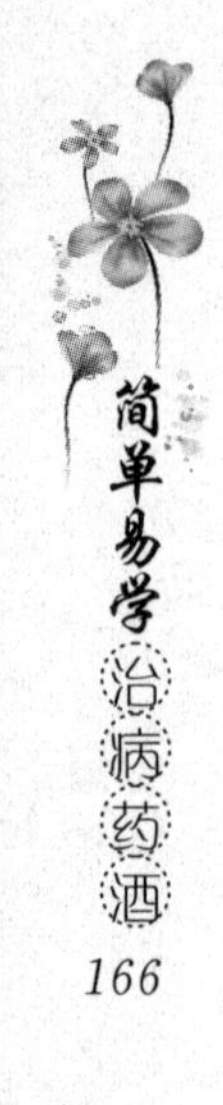

以开封饮用。

【功效】补肝肾，强腰膝。治疗腰脊酸痛、劳损腰痛。

【用法】每日 2 次，每次 1 小盅。

小贴士

杜仲味甘、微辛，性温，补肝肾，强筋骨。现代中医药学的研究，也证明了杜仲是有强身壮骨作用的，并认为杜仲是目前世界上最高质量的天然降压药物，杜仲治疗高血压的一个重要特点是在降压的同时，有明显的症状治疗。杜仲还具有安胎、利尿、抗菌作用。可将其制成多种中成药、汤剂、膏剂治疗疾病。近年来，通过对杜仲化学成分的分析，发现杜仲树皮和叶子中，含有丰富的维生素 E 和胡萝卜素，尚有维生素 B_2 和微量的维生素 B_1，以及铜、铁、钙、磷、硼、锌等 13 种元素，这些都是人体需要的。这说明杜仲的营养丰富，可以制成保健饮品（口服液、保健茶、药酒等）。适当服用能够预防疾病，具有良好的保健作用。

菟丝五味酒

【配料】菟丝子、五味子各 30 克，黄酒 500 毫升。

【制法】分别将菟丝子、五味子用温水洗净，滤干，一并放入黄清瓶中，密封瓶口。每日振摇 1 次，浸泡 7 日后便可。

【功效】补益肝肾，养心安神。主治肝肾亏虚之男性更年期综合征。

【用法】每次饮用 20 毫升，每日 3 次。

鹿茸山药酒

【配料】鹿茸 15 克，山药 60 克，白酒 1000 毫升。

【制法】将鹿茸、山药与白酒共置入容器中，密封浸泡 7 天以上便可服用。

【功效】补肾壮阳。适用于性欲减退、阳痿、遗精、早泄；肾阳虚弱的遗尿、久泻、再生障碍性贫血及其他贫血症。

【用法】每日 3 次，每次服 15～20 毫升。

小贴士

鹿茸甘、咸、温，为动物梅花鹿或马鹿的尚未骨化的幼角，具有壮元阳、益精髓、补气血、强筋骨的功效。凡属肾阳虚所致疲乏无力、精神萎靡、肢凉怕冷、阳痿滑精、小便失禁 、大便溏稀、腰背酸痛、心悸头晕、耳聋眼花、妇女宫冷不孕、小儿发育迟缓等均可用鹿茸治疗。它适于治疗精亏兼阳虚引起的一切病症，老年人、中青年及兼阴虚内热（常见咽干、五心烦热等症）者忌用。鹿茸可单独应用（如研成细粉冲服或制成鹿茸精等补剂服用），也可在其他方剂中配伍同服。现代医学研究也证明，鹿茸内含有多种氨基酸、三磷腺苷、胆甾醇、雌酮、脂溶性维生素、卵磷脂、脑磷脂等。这些物质除能促进人体的生长发育、壮阳外，还能增强人体的免疫功能，因此鹿茸作为一种中药补剂深受患者欢迎。

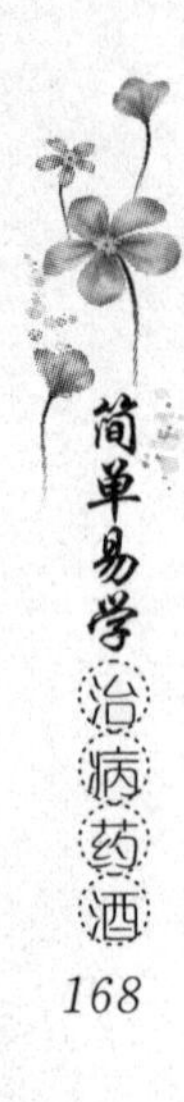

治疗跌打损伤的常用药酒

跌打损伤主要指因跌扑、击打等造成的软组织损伤、外伤肿胀疼痛、皮肉破损出血，也包括摔伤、金刃伤等。其主要病理为瘀血壅滞，血闭气阻，故以疼痛、肿胀为主要表现。选用药酒时，也应注重辨证论治。此类药酒多具有活血通络、舒筋行气的功效，因此孕妇忌服。

赤芍当归酒

【配料】赤芍 13 克，当归 10 克，生地黄、莪术、刘寄奴、三棱、泽兰、泽泻、川芎、桃仁各 8 克，红花、苏木各 6 克，土鳖虫 4 克，田七 1 克，白酒 1200 毫升。

【制法】将上药捣碎，与白酒同置入容器中，密封浸泡 45 日以上，过滤后即可服用。

【功效】消积，散瘀，止痛。适用于跌打损伤、积瘀肿痛、闪挫腰痛、扭伤、关节痛。

【用法】早晚各 1 次，每次 10～15 毫升。亦可外用涂擦患处。

苏木活血酒

【配料】苏木 70 克，白酒 500 毫升。

【制法】将苏木捣细碎，加水 500 毫升，和白酒煎取 500 毫升，备用。

【功效】行血祛瘀，止痛消肿。适用于跌打损伤及其肿痛。

【用法】每日早晚各 1 次，每次饮服 10～15 毫升。

小贴士

苏木入血分，功能行散，具有活血祛瘀、通经疗伤的功效，对血滞经闭、产后瘀痛，常与当归、赤芍、红花等配伍应用；治跌打损伤、瘀滞作痛，常配乳香、没药、血竭、自然铜等同用。

三七活血酒

【配料】三七、海桐皮、薏苡仁、生地、牛膝、川芎、羌活、地骨皮、五加皮各15克，白酒1200毫升。

【制法】将上药研粗末，入白酒中浸渍，密封。夏日浸7日，冬日浸10日，过滤即成。

【功效】活血止痛，祛瘀通络。适用于跌打损伤、瘀血肿痛。

【用法】每日2次，每次饮服15毫升。

寄奴止痛酒

【配料】刘寄奴、骨碎补、玄胡索各60克，白酒1000毫升。

【制法】将上药切成小块，与白酒同置入容器中，密封浸泡10天以上即成。

【功效】消肿定痛，止血续筋。适用于跌打挫伤、瘀血肿痛。

【用法】早晚各1次，每次饮服10～15毫升。

化瘀止痛酒

【配料】生地黄汁250毫升，丹皮、肉桂、桃仁各30克，白酒500毫升。

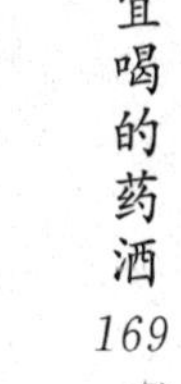

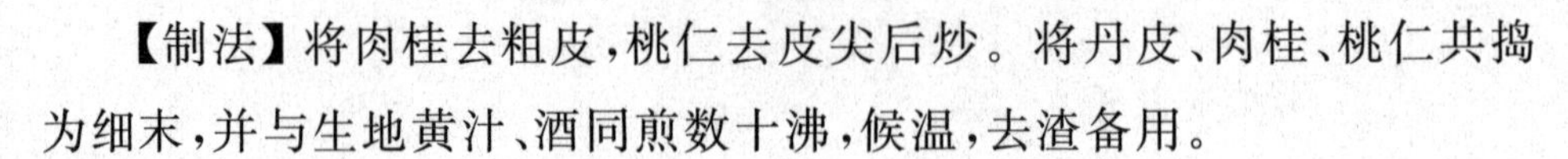

【制法】将肉桂去粗皮，桃仁去皮尖后炒。将丹皮、肉桂、桃仁共捣为细末，并与生地黄汁、酒同煎数十沸，候温，去渣备用。

【功效】通经，化瘀，止痛。适用于伤损瘀血在腹。

【用法】每日 3 次，每次饮服 10～20 毫升。

跌打活血酒

【配料】赤芍 13 克，当归 10 克，生地黄、莪术、刘寄奴、三棱、泽兰、泽泻、川芎、桃仁各 8 克，红花、苏木各 6 克，土鳖草 4 克，田七 2 克，白酒 1000 毫升。

【制法】将上药捣碎，与白酒同置入容器中，密封浸泡 40 天以上，过滤后即可服用。

【功效】消积，散瘀，止痛。适用于跌打撞伤、积瘀肿痛、闪挫腰痛、扭伤、关节痛。

【用法】早晚各 1 次，每次 10～15 毫升。亦可外用涂擦患处。

用于防治痔疮的药酒

痔疮，在医学上称为“痔病”，是一种十分常见的疾病。民间有“十人九痔”的说法。痔的近代概念为肛管上部的正常肛垫。肛垫的病理性肥大，即谓痔病，俗称“痔疮”。痔疮以肛门锯齿线为界，分为内痔与外痔。外痔的症状以疼痛瘙痒为主。而内痔则以流血及便后痔疮脱出为主。内痔依严重度再分为四期：仅有便血情形的为第Ⅰ期；无论有无出血，便后有脱垂情形，但能自行回纳者为第Ⅱ期；脱垂严重，必须用手推回肛门的为第Ⅲ期；最严重的第Ⅳ期为痔疮平时也脱垂于肛门外，无法回纳肛门内。一般来说，第Ⅰ期及第Ⅱ期的痔疮以保守疗法为主，而第Ⅲ期与第Ⅳ期的痔疮则常需借助手术来治疗。

茄子酒

【配料】茄子 1 只，米酒 500 毫升。

【制法】选个大、子多成熟的茄子，用湿纸包裹，放灰火中煨熟，取出，置砂罐内，趁热倒入米酒，以蜡纸密封罐口，静置 3 日，去茄子，饮酒。

【功效】凉血止血。用于久痔、大便出血。

【用法】每日 2 次，随量空腹饮服。

荸荠酒

【配料】荸荠、白酒各适量。

【制法】取新鲜荸荠，去皮，以绞汁机榨取 1 盅；将 35 度左右白酒半盅与荸荠汁混合，搅拌，即可服用。

【功效】清热凉血止血。用于大便痔疮出血。

【用法】每日 1～2 次，空腹服。

无花果酒

【配料】无花果 500 毫升，蜂蜜 150 克，白酒 1000 毫升。

【制法】挑选成熟新鲜的无花果，拣去过熟而开裂者，洗干净，切去果蒂，略捣；装入酒器中，倒入白酒和蜂蜜，搅拌后，密封浸泡 1 个月左右，每 3 天摇动 1 次。开封后，过滤去渣，即可服用。

【功效】润肠开胃，化痔。用于便秘，痔疮肿痛、出血，胃弱，消化不良等。

【用法】每日 2 次，每次 15～20 毫升。

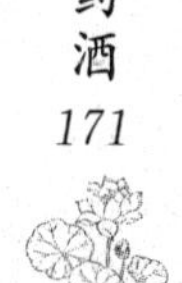

小贴士

无花果含有苹果酸、柠檬酸、脂肪酶、蛋白酶、水解酶等，能帮助人体对食物的消化，促进食欲，又因其含有多种脂类，故具有润肠通便的效果。无花果所含的脂肪酶、水解酶等成分有降低血脂和分解血脂的功能，可减少脂肪在血管内的沉积，进而起到降血压、预防冠心病的作用。无花果有抗火消肿之功，可利咽消肿。现代医学研究证明，无花果有抗癌作用。在种植和常吃无花果的地区，人们很少患有癌症。研究者认为无花果中含有抗癌物质，能防止早期肿瘤的形成。据报道，南京、上海 6 家医院对 130 余例观察验证，无花果对肝癌、肺癌、肉瘤均有一定的抑制作用。美国、日本、法国等国家，已将无花果及其制品(果汁、果酱、罐头等)列为抗癌食品。

颈椎病常用药酒疗法

颈椎病是指颈椎段脊柱的临床疾患，它包括的范围很广。确切地说，颈椎病是指颈椎椎间盘、颈椎骨关节、软骨、韧带、肌肉、筋膜等所发生的退行性改变及其继发改变，致使脊髓、神经、血管等组织受损害如压迫、刺激、失稳等所产生的一系列临床症状，因而又称为颈椎综合征。中医学将颈椎病划入“痹证”范畴。颈椎病虽然指颈部的疾患，但不能简单认为颈椎病是一种单一的疾病，颈椎病是一个受多种因素影响的综合的症候群。因为颈椎位于人体脊柱的上端，而脊柱是体内最重要的健康中枢，整个脊柱中所含的脊髓是人体二级生命中枢，仅次于人体一级生命中枢——大脑。另外，颈椎的位置还靠近人体的咽喉“要塞”，不仅要上承头颅的重量，还下接活动性较小的胸椎和颈椎，既要负重，又要灵活活动，久而久之，就容易因疲劳过度而导致发病。由于颈椎所处的位置特殊，由颈椎退变而致的颈椎增生，会对整体健康产生一系列反应。颈椎增生会刺激到血管，引起以头晕和以头晕为代表的一系列症状反应；刺激到神经，会感觉到手麻、手疼、活动不便；刺激到颈部脊髓，问题就更严重了，会影响到内脏功能、下肢行走等。从具体症状来看，颈椎病也是引起血压不稳、心脑血管病及慢性五官科疾病的重要原因。它会引起眩晕、耳鸣、记忆力差、心慌、胸闷、心率失常、胃痛和胃肠功能紊乱等多种症状。

蛤蚧蕲蛇酒

【配料】蛤蚧(去头爪)10 克，蕲蛇(去头)30 克，白酒 600 毫升。

【制法】上药入酒中浸 7 天，去渣过滤，贮瓶备用。

【功效】祛风，通络，止痛。适用于神经根型颈椎病。

【用法】早晚各 1 次，每次 10～15 毫升。15 天为 1 疗程，间隔 7～10 天后继服第二疗程。

川乌草乌酒

【配料】制川乌 20 克，制草乌 20 克，薄荷 50 克，炮干姜 50 克，当归 50 克，淡竹叶 50 克，陈皮 50 克，甘草 50 克。

【制法】此酒为市售成药。

【功效】祛风散寒，舒筋活络。主治用于颈椎病肢体麻木、筋骨疼痛及风寒湿痹等症。

【用法】早晚各 1 次，每次 10～15 毫升，温服。

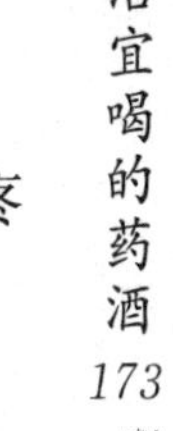

独活寄生酒

【配料】独活 30 克，桑寄生 20 克，秦艽 30 克，防风 20 克，细辛 12 克，当归 50 克，白芍 30 克，川芎 20 克，生地 150 克，杜仲 50 克，牛膝 15 克，白酒 1500 毫升。

【制法】上药捣碎置于净瓶中，用酒浸泡，密封瓶口，经 14 天后开取，去渣备用。

【功效】益肝肾，补气血，祛风湿，止痹痛。用于治疗颈椎病肢体麻木、疼痛。

【用法】早晚各 1 次，每次 10～15 毫升。

牛膝秦艽酒

【配料】牛膝 15 克，秦艽 15 克，天门冬 15 克，薏苡仁 5 克，独活 10 克，细辛 10 克，制附子 10 克，巴戟天 10 克，五加皮 15 克，肉桂 10 克，杜仲 15 克，石楠叶 10 克，白酒 1000 毫升。

【制法】将细辛炮炙后，上药共捣细，用酒浸于净瓶中，冬 10 日、春 7 日、秋 5 日、夏 3 日后开封，去渣备用。

【功效】散寒祛风，舒筋活血，温经止痛。主治用于颈椎病手臂麻木不仁、肌肉酸痛。

【用法】早晚各 1 次，每次 10～15 毫升。

牛膝薏米酒

【配料】牛膝 30 克，薏苡仁 30 克，酸枣仁 30 克，赤芍 30 克，制附子 30 克，炮姜 30 克，石斛 30 克，柏子仁 30 克，炙甘草 20 克，白酒 1500 毫升。

【制法】上药共捣细和匀，用酒浸泡，封口，7 日后开封，取汁去渣，瓶装备用。

【功效】祛风散寒除湿。用于颈椎病手臂麻木、疼痛。

【用法】早晚各 1 次，每次 10～15 毫升。

【禁忌】酒饮尽，即添酒泡药，味薄即止。

草乌细辛酒

【配料】生草乌 10 克，细辛 3 克，洋金花 6 克，冰片 16 克。

【制法】先将前三味药研末，用 50℃酒精 300 毫升浸泡，冰片另用 50℃酒精 200 毫升浸泡，每日搅拌 1 次，约 1 周全部溶化，滤去渣，将两药液和匀，用有色玻璃瓶贮藏。

【功效】祛风散寒除湿。主治颈椎病手臂麻木、疼痛。

【用法】此酒为外用药酒。每次用棉球蘸药液少许涂痛处或放痛处片刻，痛止取下，每天 2～3 次。

木瓜砂糖酒

【配料】新鲜木瓜 300 克，白砂糖 80 克，白酒 500 毫升。

【制法】将木瓜洗净，擦干表面水分，连皮切成片，种子亦可应用，不必丢弃，放入酒器中，加入酒和砂糖，搅拌后，放置阴凉处密封浸泡半年，取上清酒液服用。

【功效】利湿解痉，舒筋止痛。适用于风湿痹、筋骨酸痛、跌打扭挫伤以及肺病咳嗽痰多等，也有消除疲劳，止腹泻、腹痛等功能。

【用法】每日 2 次，每次 15～20 毫升。

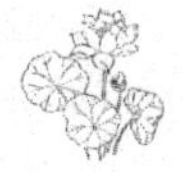

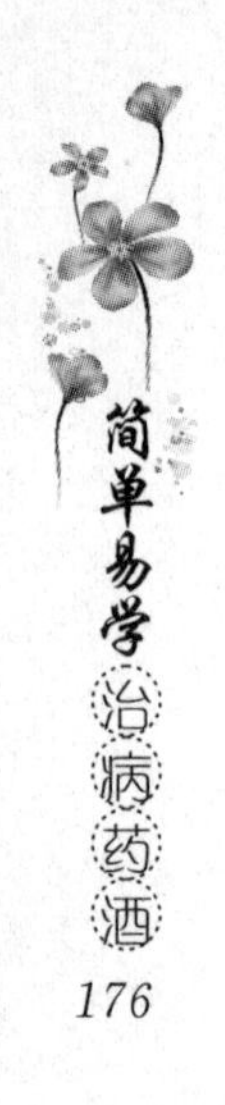

小贴士

骨折后忌大量饮酒活血。有些人认为,骨折后大量饮白酒或药酒,可以起到活血作用,有利于康复。其实,这是一种误解,因为骨折后饮酒过多,会损害骨骼组织的新陈代谢,使其丧失生长发育和修复损伤的能力。同时,酒精还能影响药物对骨骼的修复作用。因而骨折后不能饮酒过多,否则对骨折的愈合是十分不利的。但少量饮用药酒,则有助于骨折的早日愈合。

腰椎间盘突出症治疗药酒方

腰椎间盘突出症又名“腰椎间盘纤维环破裂症”。腰椎间盘突出症民间俗称“腰腿痛”,属于中医“骨痹”范畴,它是椎间盘纤维环破裂后髓核压迫神经导致腰腿痛的一种骨科疑难病。腰椎间盘突出症可称得上是真的“大众病”,据资料显示,有70%~80%的腰腿痛患者深受腰椎间盘突出症之害。事实也是这样,在医院的疼痛门诊中腰椎间盘突出症患者同样是骨伤疼痛科的主要人群。由于腰椎间盘突出症的原因极其复杂,病程少则几天,多则几十年,严重危害着人体的健康。但现实生活中腰椎间盘突出症的预防还未得到大多数人的重视,待腰椎间盘突出症发生或病情发展到严重程度时,才后悔莫及。

延胡索酒

【配料】延胡索15克,黄酒250毫升,醋适量。

【制法】将延胡索醋炒后焙干，研成细粉，与黄酒共入锅内，小火煎煮减半，去渣。

【功效】补肝肾，祛风寒，止痛。适用于腰椎间盘突出症之肝肾亏虚者。

【用法】稍温饮服，每日 2 次，每次不超过 15 毫升。

茄皮鹿角酒

【配料】茄皮 120 克，鹿角霜 60 克，烧酒 500 毫升。

【制法】上药用烧酒浸泡 10 天，去渣过滤，加红砂糖适量。

【功效】补肝肾，祛风寒。适用于腰椎间盘突出症之肝肾亏虚者。

【用法】稍温饮服，每日 2 次，每次不超过 15 毫升。

追风药酒

【配料】制川乌 50 克，制草乌 50 克，薄荷 50 克，炮干姜 50 克，当归 50 克，淡竹叶 50 克，陈皮 50 克，甘草 50 克。

【制法】市售成品药酒。

【功效】祛风散寒，舒筋活络。用于腰椎间盘突出症下肢麻木、筋骨疼痛及风寒湿痹等症。

【用法】每次 15 毫升，每日 2 次，温服。

独活寄生酒

【配料】独活 30 克，桑寄生 20 克，秦艽 30 克，防风 20 克，细辛 12 克，当归 50 克，白芍 30 克，川芎 20 克，生地 150 克，杜仲 50 克，牛膝 15 克。

【制法】上药捣碎置于净瓶中，用醇酒 1.5 千克浸泡，密封瓶口，经 14 天后开取，去渣备用。

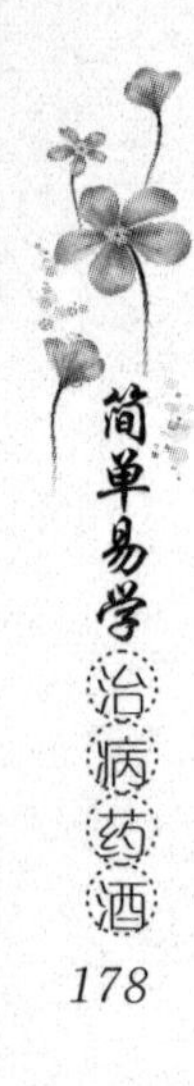

【功效】益肝肾，补气血，祛风湿，止痹痛。用于治疗腰椎间盘突出症下肢麻木、疼痛。

【用法】不拘时，随量饮用。

牛膝附子酒

【配料】牛膝 15 克，秦艽 15 克，天门冬 15 克，薏苡仁 5 克，独活 10 克，细辛 10 克，制附子 10 克，巴戟天 10 克，五加皮 15 克，肉桂 10 克，杜仲 15 克，石楠叶 10 克。

【制法】将细辛炮炙后，上药共捣细，用 1 千克清酒浸于净瓶中，冬 10 日、春 7 日、秋 5 日、夏 3 日后开封，去渣备用。

【功效】散寒祛风，舒筋活血，温经止痛。用于腰椎间盘突出症下肢麻木不仁、肌肉酸痛。

【用法】每日 3 次，早、午、晚各服 1 次。每次服 15 毫升，渐加至20 毫升。

乌梢蛇酒

【配料】乌梢蛇 1 条。

【制法】将蛇除去内脏，置净瓶中用好酒 500 毫升浸泡 3～4 日后，即成药酒。或用乌梢蛇肉 1 条，除去内脏，袋盛，酒曲适量置于缸底，糯米饭盖之。3～7 日酒熟，去渣将酒收贮瓶中。

【功效】祛风通络。用于腰椎间盘突出症所致下肢肌肤麻木等。

【用法】每日 3 次，每次服 15 毫升。

小贴士

除去内脏的乌梢蛇干燥全体，是传统的中药材，名为“乌蛇”或“乌梢蛇”，据《本草纲目》记载，肉能医治“诸风顽痹，皮肤不仁，风瘙隐疹，疥癣等，功效与白花蛇同，而性善无毒”。蛇胆、蛇蜕也可入药。蛇皮薄韧，可用作胡琴膜和皮制工业品，因此是捕蛇者大量捉取的对象。其为国家二级重点保护野生药材物种。

牛膝薏米酒

【配料】牛膝30克，薏苡仁30克，酸枣仁30克，赤芍30克，制附子30克，炮姜30克，石斛30克，柏子仁30克，炙甘草20克。

【制法】上药共捣细和匀，用好酒1500毫升浸泡，封口，7日后开封，取汁去渣，瓶装备用。

【功效】祛风散寒除湿。用于腰椎间盘突出症下肢麻木、疼痛。

【用法】每次温饮15～20毫升，不拘时。酒饮尽，即添酒泡药，味薄即止。

筋骨止痛酒

【配料】生草乌10克，细辛10克，洋金花6克，冰片16克。

【制法】先将前三味药研末，用50℃酒精300毫升浸泡，冰片另用50℃酒精200毫升浸泡，每日搅拌1次，约1周全部溶化，滤去渣，将二药液和匀，用有色玻璃瓶贮藏。

【功效】祛风散寒除湿。用于腰椎间盘突出症腰部疼痛、下肢麻木。

【用法】每次用棉球蘸药液少许涂痛处或放痛处片刻，痛止取下，每日2～3次。

人参枸杞酒

【配料】人参10克，枸杞子10克，熟地10克，冰糖40克，白酒500毫升。

【制法】将人参、枸杞子、熟地、冰糖放入白酒中，浸泡15天后即可饮用。

【功效】大补元气，安神固脱，滋肝明目。适用于劳伤虚损、少食倦怠、惊悸健忘、头痛眩晕、阳痿、腰膝酸痛等症。

【用法】早晚各1次，每次饮药酒10～25毫升。

四虫雪莲酒

【配料】白花蛇1条，全虫、雪莲花各15克，地龙、黑蚂蚁、威灵仙各20克，没药、当归各10克，制川乌、制草乌、川牛膝、红参各10克，白酒1000毫升。

【制法】诸药装入盛白酒的陶瓷罐或玻璃瓶内浸泡，罐口密封，浸泡7日后启用。

【功效】祛风通络，散寒止痛，补肝益肾。可用于治疗腰椎间盘突出症、坐骨神经痛。

【用法】每日服药3次，每次10～15毫升，两星期为1疗程。